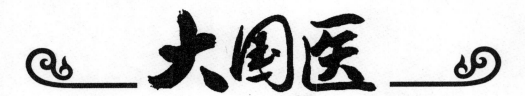

大国医

只有除寒痰，才能治咳喘

"小儿王"
让孩子不再咳痰喘

国医大师 王　烈◎著

苏培迪　鹿飞飞◎协编

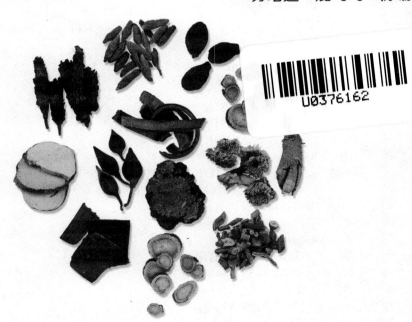

吉林科学技术出版社

图书在版编目（CIP）数据

"小儿王"让孩子不再咳痰喘 / 王烈著. -- 长春：
吉林科学技术出版社，2018.10
ISBN 978-7-5578-4941-2

Ⅰ. ①小… Ⅱ. ①王… Ⅲ. ①小儿疾病－咳嗽－中医
疗法②小儿疾病－哮喘－中医疗法 Ⅳ. ①R256.1

中国版本图书馆CIP数据核字(2018)第155155号

"小儿王"让孩子不再咳痰喘

"XIAOERWANG" RANG HAIZI BUZAI KE TAN CHUAN

著　王　烈
出 版 人　李　梁
策　划　隋云平
责任编辑　韩　捷　李永百
封面设计　长春创意广告图文制作有限责任公司
制　版　长春创意广告图文制作有限责任公司
开　本　710 mm×1 000 mm　1/16
字　数　200千字
印　张　15.25
印　数　1-7 000册
版　次　2018年10月第1版
印　次　2018年10月第1次印刷
出　版　吉林科学技术出版社
发　行　吉林科学技术出版社
地　址　长春市人民大街4646号
邮　编　130021
发行部电话/传真　0431-85635176　85651759　85635177
　　　　　　　　　　85651628　85652585
储运部电话　0431-86059116
编辑部电话　0431-85630195
网　址　www.jlstp.net
印　刷　长春新华印刷集团有限公司
书　号　ISBN 978-7-5578-4941-2
定　价　45.00元
如有印装质量问题可寄出版社调换
版权所有　翻印必究　举报电话：0431-85635186

作者简介

王烈，第三届国医大师，首位中医儿科国医大师，曾于辽宁省医科学校、哈尔滨医科大学、长春中医学院首届"西学中"班学习。1961年始，于长春中医学院附属医院从事中医儿科的医疗、教学和科研工作。

现任吉林省中医药终身教授，长春中医药大学第一附属医院儿科主任医师，博士、博士后导师，国家中医药管理局确定的第1~6批名老中医药专家学术经验继承工作指导老师，是目前中医儿科界唯一的一位六批师承老师。

兼任中华中医药学会儿科分会、全国中医药高等教育学会儿科教学研究会、中国中医研究促进会儿科分会、中国民族医药学会儿科分会、中国中医药研究促进会外治推拿分会、中国儿童肺炎联盟及世界中医药联合会儿科专业委员会等名誉会长。

荣获国务院政府特殊津贴、有突出贡献的专家、省市劳动模范、省市优秀教师、省市先进工作者、拔尖人才、白求恩式医生、中华中医药学会先进干部、吉林省中医药学会终身成就奖及吉林省好人最美教师等荣誉称号。

出版婴童系列丛书21部，发表论文160余篇，研究成果9项，国家专利3项，院内制剂6种。被中央电视台和《光明日报》等誉为"小儿王"。毕生致力于小儿肺系和呼吸症的研究，尤以小儿哮喘防治为专。

前　言

医之为艺诚难矣，而治小儿尤难。余踏入杏林已六十余载，潜心专攻小儿科，虽被国家评为"国医大师"，仍不敢妄称医术至精。医之道，不有静敏之思，则难以窥其奥。承蒙出版社之邀，余将养护婴童之学，编纂成书，以飨大众。

"保赤堂"乃本人诊室之名，意为"佑我赤子"。在数十年的临证中，通过理论与实践相结合，创立了中医防治小儿咳喘病"三期分治""哮喘苗期""哮咳理论""闻声辨咳一指诊法"，运用"三个理论、五方、十四法、五种新药、六个制剂"进行诊治及防治小儿哮喘，疗效甚宏。

本人在"保赤堂"常与家长讲：想保证孩子健康成长，需要医者与家长的共同努力才行，缺一不可。随着我国经济的蓬勃发展，生活质量的不断提高，物质的极大丰富，孩子的喂养问题尤为突显。元代医家曾世荣在《活幼心书》中提出："四时欲得小儿安，常要三分饥与寒；但愿人皆依此法，自然诸疾不相干。""常要三分饥与寒"在当今育儿过程中更具现实意义。乳贵有时，食贵有节，忍点饥、受点寒，历代儿科医家都视此为育儿的金科玉律。本人主张"三分寒"锻炼孩子的抗寒能力，经得住风雨的树苗，才能长成参天大树。有时家长在喂养婴童方面，会感觉力不从心，事与愿违，原因何在？那就是家长没能掌握正确的喂养知识。错误的观念一定要改，那样才能事半功倍。每个孩子的体质存在个体差异性，喂养策略亦有不同，所以"辨证施食"尤为重要。本书中，会讲到许多适合家庭操作的传统婴童保健知识，并教给家长一些行之有效的喂养方法。为了让家长更容易读懂，本人会用通俗的语言去讲解这些中医知识。

中医文化悠悠几千载，浩如烟海的中医古籍，博大精深的中医养生知识，都凝聚着先贤们的智慧。本书分篇章讲述了婴童咳痰喘的防与治、用药、婴童四季养生知识。书中列举的婴童养生粥，既可以治病防病，又是一道道美味佳品，是我们中医"药食同源"的体现。书中提到的中医养生推拿手法，既可以减轻孩子吃药的痛苦，又可以增进亲子的感情，真是两全其美的事情。书中还介绍了一些简便、有奇效的小妙招让家长更容易学懂以利于操作。

当代社会，养生已成为热点话题，很多人认为，养生保健是老年人的专利，婴童何谈养生呢？其实不然。传播婴童养生之道，实则大有裨益。幼幼者圣人之明训，少年强则国强。余撰写此书，意在推广婴童养生保健知识，让更多的婴童受益，尤其是"让孩子不再咳痰喘"的防治成为现实，以佑我华夏之基！

王　烈讲述

苏培迪整理

戊戌年仲夏于保赤堂

目录
CONTENTS

第三篇　婴童养生奏五"曲"

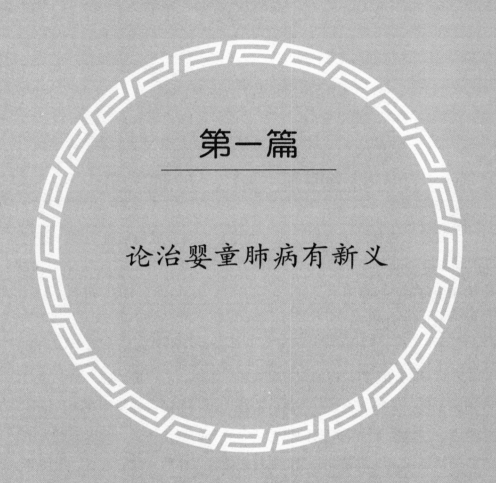

第一篇

论治婴童肺病有新义

第一节　婴童脏腑娇柔，护肺为先

　　我踏入杏林六十余载，通过在中医儿科领域的躬耕实践，所创"哮咳饮、止哮汤、缓哮方、防哮方、固哮方"等诸多自拟方剂，在临床中可谓是屡试不爽，每每取得佳效。我在疾病的治与防中，无不顾护小儿肺脏。

　　中医对于小儿的生理特点认识主要概括为：脏腑娇嫩，形气未充。这里说的脏腑，指的是五脏六腑。五脏：心、肝、脾、肺、肾。六腑：胃、大肠、小肠、三焦、膀胱、胆。中医讲究整体观念，审证求因，"藏象学说"是我们祖国医学特有的理论体系，是以五脏为中心的整体观，以五脏为中心，通过经络将人体的六腑、五官、形体等联系起来，形成一个整体。如中医所讲的肺脏并不是单纯指呼吸的肺，而是包括呼吸系统和皮肤表面的卫外的整个体系。

　　清代名家吴鞠通提出，小儿为"稚阴稚阳"之体，由于小儿具有的特殊生理特点，因而小儿对不同病因所导致的疾病与成人略有差异。小儿多以外感、食积为主，近些年，我在临证中发现，儿童的情志也需要格外重视。

《素问·五脏生成》："诸气者皆属于肺"，肺主一身之气，对全身气的升降出入起着关键的调节作用。肺为"华盖"、通调水道、肺朝百脉等，说出来，未必有家长能真正理解这些中医的专业名词。中医传载了我们中华民族农耕文明的智慧，我喜欢举生活中的例子，来指导家长去理解孩子的病。《育婴家秘》："天地之寒热伤人也，感则肺先受之"，又说"娇肺易遭伤"。我认为小儿的肺脏是"娇嫩"之脏，最易被风寒、风热之邪所侵犯。很多家长在诊室总是咨询我，怎么能预防孩子的"小感冒"啊？吃什么食物或水果，能更好地预防感冒？孩子为什么在冬春季节交替的时候，一不小心就患感冒呢？孩子出现发热、咳嗽、鼻子不通气、流鼻涕、嗓子疼等症状，如果治疗不及时，还有可能进一步发展为小儿肺炎，就得住院治疗。

肺是什么？我跟家长讲，小儿的肺，就像城门一样，风是百病之长、万病之首，护卫兵不能抵挡外敌，城门失守，就像小儿的皮毛不够固密，风就像贼一样，闯进小儿的身体，还带着一些寒、暑、燥、火、湿等邪气一同进入身体，小儿就容易患病。

我们长春市，尤其到了冬天，寒冬漫长，室内室外温差特别大。中医说"肺合皮毛"，肺气通过腠理皮毛与外界相通，如果孩子的皮毛不够固密，寒气就跑进了孩子的身体，侵袭肺脏，孩子则出现咳嗽、有痰、流清鼻涕等症状，这就是典型的风寒感冒证。家长一看到孩子咳嗽，就马上想到去医院打针。对于这种典型的风寒感冒证型，我建议先不打针。我会嘱咐家长回家给孩子熬汤，让小感冒"一散而解"，到底是什么汤呢？就是著名的"葱白汤"。

准备食材：大葱白1段，生姜5片（一元硬币厚度即可），红糖3

小勺。

做法：在锅里倒入4碗水（约1千克），把准备好的葱白、姜片、红糖倒入锅内，然后点火。先用大火将水烧开，再调到小火继续煮上10～15分钟就可以了。热气腾腾的，含有爱心的"葱白汤"就可以呈现到孩子面前啦。5岁以下可以1次喝半碗，七八岁以上的孩子1次就能喝上一整碗，甜丝丝的，孩子也爱喝。同时也可以多穿点儿衣服或者盖上被子，让孩子慢慢发出汗来，体内遭受的寒邪，通过发汗就排出来了，病就好啦。少让孩子打针，不就是在帮孩子恢复体质吗！

注意：家长在准备食材的时候，必须要用葱白。我们中医讲肺的主色是白色，葱白能通鼻窍，发汗力量大，效果好。治疗风寒型感冒就是发汗，也可以让孩子配合喝点儿热稀粥，帮助发汗，汗出热退。疗程：连服1～3天为宜。

小儿感冒首先要辨寒、热，我刚才介绍的是风寒感冒证型的家庭简便治法。

而风热型感冒多发热较重，不怎么怕冷，孩子多有口渴，鼻涕由清变黄，痰多又黄、黏稠，大便多干，小便黄，舌尖略红等症状。这时候，我喜用金银花、连翘配对，嘱家长回家给孩子泡水喝，如果孩子口渴，佐加霜桑叶、菊花，清肺润燥。孩子如果大便干，放点蜂蜜。让蜂蜜水给孩子的肠道洗洗澡，通畅起来。

上面简单讲了小儿感冒的两个典型类型，教给家长如何辨析风寒、风热感冒。每次我在"保赤堂"出诊，孩子妈妈总是围着我追问，怎么让感冒远离孩子。我常说："让感冒远离孩子的方法，就是增强体格，强健体魄，预防为重。"

有的孩子，一到季节交替的时候，感冒就如期而至，愁坏了家长。在这里我简单说几点预防知识：

●温和的天气，多带孩子出去活动活动，舒展一下筋骨，晒晒太阳，还有益于钙的吸收。

●在家里，保持室内的空气流通，使大自然的新鲜空气跑进屋内，多让孩子呼吸新鲜的空气，有益改善肺的通气，排出浊气。

●在饮食上，要科学喂养，多给孩子准备新鲜蔬菜，合理搭配肉、蛋类，给孩子均衡的营养，孩子才能有好的体格，有益于生长发育。

●贴伏贴，每到冬春换季时，三九天、三伏天，到中医院去贴伏贴，选主管肺系疾病的穴位：肺俞、膈俞、定喘等穴位，给予药物刺激，可以有效预防小儿肺系疾病。

孩子的五脏六腑都很娇嫩，就像小树苗一样，经不住狂风暴雨的摧残，我们家长只有好好护住孩子的"根"，小树苗才能茁壮成长为参天大树。在后文有"精护细防"的专篇，肺是人体的第一门户，只有好好地护好孩子的娇肺，让皮毛充密，病邪才不能侵入孩子的体内。

因此，我提出"婴童脏腑娇柔，护'肺'为先"。

第二节 小儿咳嗽多为食积作怪

　　我在"保赤堂"出诊，经常有妈妈问怎么能防范孩子的咳嗽问题？总吃药，也不一定能祛根呢？可把我们当父母的愁坏啦！我听到这些问题，会送给家长一句话："要想小儿安，需忍三分饥与寒。"孩子的妈妈听到这句话时，有时会有疑问，现在生活好了，怎么还不让孩子吃饱、穿暖呢？难道让孩子吃饱穿暖会使孩子的咳嗽常年不愈吗？

　　看到家长们的疑惑表情，我会形象地与他们讲解这方面的问题。比如，孩子就像小树苗，必须有充足的阳光、水分、优质的土壤等因素，达到一定的均衡状态才能苗壮地成长。为什么很多孩子一到换季的时候就会感冒，出现发热、咳嗽、流涕等症状，而且经过较长时间才能痊愈？空气中的细菌、病毒到处都有，而为什么有的孩子容易"中招"，有的孩子一年基本都不得一次病呢？这就涉及免疫力的问题。中医有句名言："正气存内，邪不可干"，人体具备强健的体魄，就像在体表穿上了"防弹衣"一样，这样细菌、病毒等致病原就侵袭不了孩子的身体了。

从中医的角度来看，脏腑平衡，元气充足，驱邪能力才会强，孩子才不会轻易得病。中医讲究阴阳平衡，这样说起来，普通老百姓可能听不懂，说句通俗的话，就一句"凡事不能太过"。外界因素就是外邪，指风寒暑湿燥火这六淫邪气，内因主要是由于婴童的肺和脾的不足。随着生活条件好了，营养也丰富了，肉类、蛋类、奶类等应有尽有，孩子的营养十分充足，但是孩子的脾胃非常娇柔啊。脾胃就像"石磨"，只有慢慢地往里洒豆子，才能磨出好豆汁，和人体是一个道理，只有掌握一定的平衡，凡事不能太过，孩子喂养也要讲求技巧。小儿喂养不当易导致脾虚，脾运不化。脾胃为后天之本，只有护好根基，孩子才能茁壮成长。

我在"保赤堂"经常能见到肺热型的孩子。肺里有热，从孩子的外表看：小脸总是红扑扑的，伸出舌头，舌尖特别红，舌苔也特别厚，咳嗽、痰多，常伴有口气、便干、便秘、尿黄等症状。这种孩子的咳嗽症状治愈时间要稍微长一些，到底为什么呢？有这种病症的孩子很多都是因为积食而来的，就是吃得太多且食物种类过于丰富，导致食积不化，积于肠胃，日久化为郁热，导致胃热，嘴唇红红的，小火苗"窜"到肺脏，就会咳嗽、生痰。这就像"脾胃是锅，肺为锅盖"的道理。什么因素会导致这种肺热型的体质呢？孩子食酸、辣、辛、咸的食物过多，伤了正常的气机，脾胃的运化失常，就会生痰，则生咳证。时间长了，孩子的脾胃就会被伤到，以后脾胃的运化功能就弱了。正气不足，外面一有风吹草动，孩子就会感冒，出现发热、咳嗽等症状，进而导致肺炎。家长护理需要注意，不要忽冷忽热，就像春秋换季的时候，注意添减衣服，饮食以清淡为主。

保持室内的空气流通，湿度、温度都要掌握好，湿度60%为宜。及时给孩子清理呼吸道，如果孩子不会咳痰，家长就应该给孩子换换体位，在后背拍拍，促进痰的咯出。中医常说药食同源，多喝一些粥，这里我推荐一款"消食止咳粥"：百合15～20克，白萝卜20～40克，紫苏叶8～15克，生姜5～8片，大枣3～5枚，生山楂10～20克，粳米60～100克，一起熬粥喝，化食、消积、顺气，同时还能滋养肺气。如果孩子嘴唇干，可以佐加桑叶20克，桑葚20克，菊花15克，清肝泻火、滋补肺阴。

其实我创立的"消食止咳粥"，老少皆宜，操作简单，特别适用在家里操作，精心熬一锅粥，全家聚在一起喝，可谓是其乐融融啊。百合润肺安神，萝卜、山楂消食，大枣补脾，桑葚润肺益肾，真可谓是肺脾肾同调，一举三得。

在家中，家长还可以给孩子做一些简单的外治法：

●摩腹

【位置】腹部。

【操作方法】用全手掌或四指指腹面摩腹部。

【次数】100～200次（3～5分钟）。

●捏脊

【位置】背部，大椎至尾椎成一直线。

【操作方法】用拇指在后，食中二指在前，或用食指屈曲，以中节桡侧后按，拇指在前，两手自下而上捏脊柱穴，称捏脊，第1次和最后1次只捏不提，中间第2～4次需捏3次提拉皮肉1次（腰以上不提），捏后可分别在心、肝、脾、肺、肾俞穴上点按2～3次，再轻轻搓摩背部数下。

【次数】3～6次。

谈及小儿推拿的疗程，以适度为宜。小儿推拿一般5～7天为一个疗程，然后休息1～2天再进行推拿，效果会更好一点。

上述简单谈了小儿"咳证"喂养的重要性，膳食的平衡十分关键，小儿的脏腑清灵，肺脾二脏不足，脾为生痰之源，肺为贮痰之器，脾胃健，则痰消！

第三节 腑气一通咳喘消

很多孩子的妈妈总是询问我，怎样能防治小儿咳嗽与小儿哮喘？为什么孩子有时候脾胃不好，有时还2～3天不大便，一到夜间就咳嗽得厉害，痰多，还总咯不出来，有时夜间加重，还伴有喘憋。遇到这些情况，可把家长愁坏了。

咳证、喘证是小儿时期的多发病，也是顽证。出现上述问题，其实很多与小儿的脾胃不运有关。现在家庭条件好了，孩子的喂养多样化、丰富化。孩子的脏腑十分娇嫩，喂养不当，就会伤到正气，尤其是脾胃。因为孩子的脏腑清灵，脾肺两脏相对虚弱，脾气不足，肺气也不足。在中医五行理论中，脾为土，肺为金，我常常形象地说，脾和肺是母子关系，脾弱了，肺气也很容易不足，这就像妈妈一旦生病了，不能好好照顾孩子，孩子也容易生病。我这样解释给孩子的家长听，她们就很容易理解其中的道理。

"脾为生痰之源，肺为贮痰之器"，两脏一旦受伤，脾胃不运，机体的化痰不利，容易导致痰气沉积，引发咳喘等证。对于这种情况，我们该怎样去处理呢？我常常在治疗小儿肺系疾病中，处方用药加入化痰健脾的药物，如陈皮、茯苓、清半夏、苍术等。如果孩子的积滞严重，导致大便不通，我常常加入果仁类药，如杏仁、桃仁、莱菔子、紫苏子等，可以起到宣上开下、润肠的作用。在临床实践中，常常取得理想的效果，小孩的大便通畅了，痰也消了，咳证自除。在这里谈到杏仁的应用，其实用到了"提壶揭盖"的理论，中医讲肺为华盖，就是说肺在五脏的最上层，如果上面的肺气闭郁，就会影响下部的肠胃气机不畅，导致便秘。其实这两者的关系，是相互的，如果孩子的脾胃不足、气机不利的话，也会影响肺脏的宣发功能，导致咳喘等证。我在多年的临床工作中，常常会用到"培土开金"的处方思路，在小儿肺系疾病中，加入健脾消积导滞的药物，积滞重的话，我用枳实导滞丸加减，消积导滞化热的效果特别好，脾胃运化正常了，气机顺畅了，孩子的咳喘证就能治愈。我推荐一款"三仙翡翠汤"：白萝卜1根，切片，甜杏仁10克，陈皮10克，紫苏叶10克。大约3碗水，煮开10～15分钟，每次让孩子喝大约半碗，对于脾虚痰盛生咳的患儿，十分有效。当然，我们中医在治病时，有很多丰富的临床手段，如拔罐、刮痧、推拿等，都有很好的效果。

对于这种积滞型的孩子，可以用一些家庭简便的方法，如热熨法：陈皮20克、生姜10克、生山楂25克、槟榔20克、生大黄10克、炒麦芽20克，6味药物。把上述药物放锅里炒热，之后放到厚一点的布袋里封好，放在孩子的腹部热熨15～20分钟（视情况而定），一天3～4次，效果十分好。

而对于脾虚夹积导致咳嗽的孩子，可以用炒白术、党参、黄芪、清半夏、砂仁、木香、焦三仙等药物，炒热用布包起来，方法同前，热熨15~20分钟即可。

　　除了上述的热熨法，我还常常教给家长一些外治手法，如给孩子摩腹，方法是：家长用手掌绕着肚脐顺时针揉60~80下，摩腹完成之后，揉中脘穴（前正中线上，当脐中上4寸），接下来就是分腹阴阳，就是沿着胸骨剑突下，这两侧是肋缘，两拇指沿着肋骨的内缘往下推，一直推到肚脐两侧，这就叫分腹阴阳，其实这些动作都是帮助脾胃运化的，无论是摩腹还是揉中脘，还是往下推，最终目的是让孩子的脾胃气机顺畅，这样孩子的一身之气才能条达。背为阳，腹为阴，调节机体的阴阳，也可以运用捏脊的方法，会收到良效。上述所提到的方法，都能激发人体形成内部阴阳协调平衡的能力，使人体气机畅达，气顺病除。

　　在预防和调护方面，我觉得应该做到以下几点：

　　（1）在调理之前，尤其是季节交替的时候，避免变应原，如花粉、海鲜、鸡蛋。在起居上，把孩子的被褥放在阳光下照射，以杀掉螨虫，尽量用太阳光、紫外线去处理。

　　（2）避免让孩子吸"二手烟"。新装修的房子，过一段时间再去居住，防止孩子闻油漆味，这都容易导致孩子咳嗽，还可能导致得哮喘。

　　（3）给孩子的添加辅食一定要循序渐进，掌握一定的尺度，适度即可。饮食上要吃清淡、容易消化的食物。

　　（4）中医讲：形寒饮冷则伤肺。尽量别给孩子喝冰镇的饮料，这一点十分关键，寒凉的东西不只是伤肺，还会伤到了脾阳，导致免疫力下降，发生肺寒咳嗽等证。

　　（5）给孩子营造一个轻松愉悦的环境，孩子情绪舒畅了，也有利于脏腑的气机条达，气顺则安。

　　我常常说，腑气一通，"咳喘"消。通过上面的论述，我认为孩子的腑气通顺，是十分关键的。

第四节　肺炎根在痰，不在炎

记得在一个深冬的早晨，我刚开诊，一个孩子的妈妈焦急地抱着孩子跟我说："王爷爷，我家宝宝一周前在当地医院，诊断为肺炎，打了一周的针了，现在孩子还是发烧，咳嗽得厉害，痰特别多，还咯不出来，尤其是晚上，听着孩子一声声的咳嗽，把我和孩子爸爸心疼得不得了，这可咋办啊？快救救我家孩子吧。"

我从医几十年，在门诊经常会碰到这样的家长，家长焦急的心情可以理解。现在很多家长，一看到自己家孩子发热、咳嗽、流鼻涕，就会抱着孩子去医院或者当地诊所打点滴，对于感染重的孩子，静点抗生素是有必要的，但是一有"风吹草动"，就想着"鸣鼓作战"，调动大部队去"抗炎"，我想是没必要的。老百姓一提到"炎"字，就想到"两个火"，那就去诊所打抗生素吧，长此以往，孩子的免疫力就会变差，正气不足了，就会导致五脏六腑的功能失调。肺为娇脏，肺气不足，则生咳嗽、流涕；脾虚生痰，痰阻气道，发为咳喘等证。提到"肺炎"二字，家长可谓是心惊胆战，十分惶恐。肺炎，是小儿的常见病，被称为"儿童健康第一杀手"，尤其是年龄小的孩子，1岁以内婴儿的肺炎死亡率非常高，所以说，防治小儿肺炎是一个值得重视的话题。

初期，肺炎的表现和感冒有些相似，表现为发热、咳嗽，但是肺炎的进展相比感冒要深入一些。如果孩子的感冒控制不利，邪气会传变入里，即可成为肺炎。一般的孩子咳嗽是浅咳，再严重的话，会听到肺里有痰，比较湿的那种声音。患肺炎的孩子，严重的话，还会导致呼吸急促，鼻翼翕动，咯出的痰非常黏，痰声重，如果夜间发展的较重，孩子因为咳嗽重伴呼吸急促，缺氧还可能导致口唇青紫，面色苍白，会有生命危险。所以说，正确妥当的论治肺炎，十分关键。现在的家长，看到孩子有点咳嗽、流涕，就去打针、吃抗生素，这已经形成了普遍现象。通过几十年的临证经验，我认为治疗小儿肺炎，关键不在"炎"，而在"痰"。对于小儿肺炎的诊治，不只是单纯地用清热解毒法，去消"炎"。从中医的角度看，肺炎的致病因素，应首辨寒热。如果是肺热型，用一些苦寒清热法，可以收到良效；但如是肺寒型，就必须顾护阳气。如果不认真辨证，见"炎"就去清热、解毒，在临证中未必会收到良效。

中医讲：治病求本，审证求因。肺炎多为"痰"作祟，现代医学认为"痰"即是肺气道发炎所产生的一种分泌物，外观可见白痰、黄痰、黑痰、红痰等。中医对"痰"的认识有自己的规律，凡痰能见者都属于外痰，内痰多与肺、脾、肾等脏有关，外有诸邪，邪气伤肺，入里传到脾及肾，水津受挫，聚而成痰，痰之本在于湿，为水。无形之痰内走全身，转为内痰。可见在小儿肺炎的诊治中，祛痰是关键。中医治痰经验十分丰富，通过辨证论治，治法颇多，有清痰、温痰、消痰、泻痰、涤痰，还需与清热、治肺、治脾等结合。如果病情误治，留下内痰，变为伏痰，痰证不除，终为祸根。我认为，治疗内痰，必须以祛痰为标，益气为本，就是孩子的正气足了，痰证自除，应了中医"正气存内，邪不可干"的真言。本人研制的"益气固本胶囊"主要是使患儿恢复体力，力壮而能除伏痰之气，气顺痰消，以达到彻底治愈的目的。

迁延性肺炎是急性肺炎治疗不利，或由素体不佳等因素导致。1973年，我在治疗迁延性肺炎时，观察70例，其中21例以痰论治，取得佳效。兹举一病例，金某，男孩，1岁半，于1973年4月4日就诊，患儿素体虚弱，常伴有腹泻，佝偻病明显。此次起病19天。得病后3天诊为"肺炎"，经用抗生素4天，不热，但咳嗽、有痰。又用另一种抗生素治疗5天，症状仍不减，大便又稀，一天多达3～5次。停药3天，症仍不减。遂就诊，患儿不仅痰多、大便稀、苔少、唇淡、脉弱，而且全身一派虚象。患儿家长诉，孩子都打了半个月的针了，炎怎么就是消不下去呢，咱们中医有啥抗生素吗？我对患儿整体检查后，迁延性肺炎的诊断已成。但是形体虚弱之状，提示患儿肺、脾、肾三脏皆虚，痰壅是主要矛盾，目前，无炎可消，消炎半个月了，正常情况细菌杀得差不多了，再抗就要抗人啦。中医讲有是病用是药，则病受之。无是病用是药，则元气受伤。小儿元气几何？我分析，该患儿病前见虚，病后仍虚。期间反复经三家医院治疗半个多月，可想而知，一般的细菌已经杀得差不多了，其中包括有益菌，这时家长还要求继续用中医消炎的方法去治疗，打这么多针，孩子的身体真受不了，孩子体质虚弱，这样无疑是雪上加霜。这时，我告诉家长，孩子的病主要在"痰"，而不在"炎"。我用治痰的方法，佐用益气之法。处方：党参5克、茯苓5克、山药5克、太子参3克、沙参3克、芡实5克、白术5克、橘红5克、清半夏2克、贝母2克。水煎服，连服4日，症状大减，大便1日1次，不咳，少痰。前方又服8日，终获全功。综观本方，未见清热抗炎等品，治痰为宗，健脾、固肾皆治其本。

从本例病史可知，肺炎不在"炎"，而在"痰"，气已虚当急扶，治痰不可攻，气充痰自消！

下面简述小儿中药汤剂煎煮的方法：

● **煎药工具**

药罐、砂锅。

● **浸泡**

液体：自来水（加水量与药面相平）。

时间：30～60分钟。

特殊：先煎（后下）的药不用浸泡。

● **操作**

方法：先煎的药先煎煮30分钟，将浸泡的药加入先煎的药液中，继续煎煮，水量为超过药面1厘米左右（包含先煎的药液）。

火候：大火，开锅后变小火，大约30分钟。

后下的药：遵医嘱执行。

注意事项：煎煮过程中不断搅拌，切忌干锅。煎后将第一次药液倒出保存，然后再加水。水量超药面1厘米，继续煎煮，方法同上，煎好后将药液倒出，与第一次药液混合，剩余药渣倒掉。

● **煎出药量与服药方法**

6个月左右，一副药两次煎煮后剂量为70～80毫升。

1～4岁，一副药两次煎煮后剂量为150毫升。

5岁以上，一副药两次煎煮后剂量为300毫升。

以上均为一副中药服2天，一天3次。（6个月以内每次2～3毫升，7～8次/日）

第五节　哮喘论治分三期

　　记得是在某年的秋末，一个孩子的妈妈抱着孩子来"保赤堂"就诊，叙述前一阵时间带孩子去海南玩，吃了一些当地的水果，回来孩子就一个劲地咳嗽，痰还特别多，晚上有时候因为剧烈的咳嗽，孩子都不能正常入睡，喝了一些"止咳药"，还是没减轻，每天咳，就是止不住，可把家长愁坏了。我通过四诊，判断这个孩子哮喘。很多时候，普通的感冒咳嗽，不能引起家长的足够重视。很多家长认为给孩子去药店买点"止咳药"就能治愈。其实不然！

　　如果孩子反复咳嗽，一定要引起重视，尤其是过敏性体质的孩子，这种孩子很容易转化成肺炎和过敏性支气管炎，一旦错过治疗的最佳时机，就很容易演变成哮喘。有些孩子一开始不是哮喘，比如是过敏性鼻炎或过敏性皮肤病。这种孩子就是过敏体质。过敏性体质的孩子，一旦接触变应原，如皮毛、花粉、过敏性食物等，都容易导致哮喘的发作。

　　小儿哮喘，按照中医的理论来分析，就是外在因素和内在因素两个方面造成的。外在因素主要是风邪侵犯人体，风、寒、暑、湿、燥、火六种外感邪气都会引起呼吸道的不顺畅，中医讲就是肺气不利，肺气的宣发肃降功能失常，导致咳嗽，这是外在因素。内在因素就是"伏痰"，就是说在肺的呼吸道里有一些内在的痰邪壅滞在气管，引起哮鸣音。那么什么样的因素会导致这种"伏痰"的产物呢？首先，就是过度食用酸、咸、辣的食物。《素问》讲："饮食自倍，肠胃乃伤"，饮食不当，伤到脾胃，脾胃之气一伤，痰湿内生，脾为肺之母，母病及子，肺的宣发肃降功能失调，就会产生痰湿。肾气虚衰，不能蒸化水液，也可导致水湿上犯，聚液成饮。所以说，哮喘的"伏痰"问题，涉及肺、脾、肾三脏。

谈及小儿哮喘，在古代中医文献中，治哮喘即一期，症状缓解了，基本就停止进一步诊治。宋元时期，对小儿哮喘的治疗多以辨证为主，到了明清时期才对小儿哮喘的研究逐渐完善，著述列哮喘为专病，论述较为详细。明代万全在《片玉心书》中提出轻、重和根治的经验。《中医儿科学》教材提出将哮喘分为发作期和缓解期。我通过多年的临床经验总结，哮喘还应加一期即稳定期，或者叫作无症状期，如万全所讲的"断根"治疗。中医常讲"治病求本"，"本"就是根本。如讲哮喘的论治，发作期即是哮喘的应激期，症状明显，病情较重，总的来说，古今治疗，大同小异，同者攻邪，不同者用泻法、清法、止哮、平喘、化瘀、降气等。若有久治不愈的例证当进一步审证更方。我在临证中，对于发作期的诊治，采用"药方由人，用药在我"的原则。如病情缓和进入缓解期，此期的主要表现为哮吼基本消失，但是咳嗽和痰成为主要证候，则应重在调理肺和脾。中医讲："肺为贮痰之器，脾为生痰之源"，此期主要解决咳嗽和痰。止咳化痰法较为多见，但是应该注意，吼虽止，但吼药不可速减或减味，我主张不宜大起大落。经过一段时间的治疗，患儿病情缓解期症状逐渐消退进入平常状态。这个时期，大多医者认为已获全功，患儿家长也认为病已痊愈。此时就造成了"医者不治，病者不医"的局面。很多医者就会告诉患者家长，此病已愈，无须再来。上述描述的治疗现状，就是发作期和缓解期的治疗现状。

我通过在多年小儿哮喘临证中总结，应再加一期即稳定期，这就是中医讲的治未病范畴。《素问·四气调神大论》："是故圣人不治已病治未病，不治已乱治未乱，此之谓也。夫病已成而后药之，乱已成而后治之，譬犹渴而穿井，斗而铸兵，不亦晚乎"。"未病"包含无病状态、病而未发、病而未传几层含义。中医"治未病"的根本原则在于道法自然、平衡阴阳，通过预先采取治疗方法，防止疾病的发生与演化。中医讲"未病先防"，古人讲的"断根"治疗就是指的这一期。此期的治疗，我通过多年的临床实践，阐发哮喘"扶肾气、除伏痰"的治疗原则，创"防哮汤"。方药主要用黄芪、冬虫夏草、玉竹、五味子、女贞子、补骨脂、太子参、大枣、佛手等治疗1个月左右。

我认为，哮喘论治分三期，在临床中应加以推广。在哮喘疾病的治疗中，一定要重视养护正气的重要性，诚所谓"正气存内，邪不可干"！

第六节　鼻性咳喘，治必两全

讲到鼻性咳喘，更确切地说是包含了鼻性咳嗽和鼻性哮喘，从字面上不难理解二者分别为鼻病同咳嗽病与哮喘病的合病。在此之前，中西医均未见类似病名的提出，其中，鼻性哮喘系本人经多年临证研究于1997年首次使用，并在2002年的《河北中医》杂志中正式发表，而鼻性咳嗽则是近几年提出的。

论及此二者病名的由来，也是经历了相当漫长的一段时间。当代小儿常见病以热、咳、喘、泻居多，而每日前来"保赤堂"就诊的患儿又多以咳嗽病、哮喘病为主，在临床常规治疗小儿咳嗽、哮喘等疾病过程中发现，多数患儿收效显著，少有复发，而兼有鼻病的患儿病易反复，收效甚慢，许多家长来诊代述孩子每有鼻部不适，咳喘病紧随其后，迟迟不愈，细细品来小儿鼻病与咳喘病虽临床症见不同，但均为肺系疾病所统，相互影响。肺为娇脏，性喜清肃，上连喉咙，开窍于鼻，其司呼吸之职使肺与外界气体相通，鼻咽作为肺之门户，在外邪侵袭时首当其冲而受病，因病初症轻未引重视，迅速传遍干扰于肺，使肺之清肃失常，气机不畅，则咳喘病接踵而至。成语中有一词叫"狼狈为奸"，用来比喻相互勾结干坏事，临证中我向家长介绍病情时也是习惯形象生动地将鼻病称作"狼"，咳喘病比作"狈"，二者常相互勾结，致病情复杂，缠绵反复，大大增加了治疗的难度。

现今鼻病与咳喘病均为小儿常证，单独发病者多，合而作病者亦非少数，然随临床分科逐渐细化，病家多择科而治，医家也各司其主，整体被分割而看，不利于从根本上治疗疾病。中医治病讲究"整体观念，辨证论治"，这其中所谓的整体观念就包含人体自身的整体性，即人体的各个部分在结构上不可分割，在生理上相互联系，在病理上也互相影响，决不可断章取义，犯"头痛医头，脚痛医脚"之忌。因此，在我看来临床中治疗小儿咳嗽病及哮喘病时一定要留心观察或是询问孩子是否有鼻部不利的症状，且不论新久、轻重，治疗时都应考虑鼻病之治。我从临床实践出发，根据鼻病同咳嗽病与哮喘病合而为病的实际，创立了"鼻性哮喘"与"鼻性咳嗽"的病名，将鼻病与咳喘病相连，旨在提醒医家在疗咳治喘的同时，切勿忽视鼻子的问题，若兼有鼻病，二者应等同而视，治以两全为计。而鼻病究竟因何而来，又为何会引起咳喘病的反复发作，据临床所知，此因有二：一是寒，二是热。寒者外袭，热自内起，而此内热多因小儿脾常不足，加之饮食不节，积久不化则生。故而外寒袭肺，内热蕴脾成为鼻性咳喘反复发作的关键所在。

落实到具体治疗而言，鼻性咳嗽的典型特点是咳嗽时间较长（大于2周），常有鼻痒、鼻塞、喷嚏、流涕等鼻部症状或病史，晨起及夜间显著，单用止咳之剂常规治疗效果不理想，则应将鼻部问题考虑进去，此时仅将鼻部不适作为伴症在治咳方中进行加减用药也只是隔靴搔痒，必须等同而治，方可奏效，为此而创立的鼻咳方经多年临床应用，效果显著。基本组成：细辛、苍耳子、辛夷、鹅不食草、蔓荆子、杏仁、川贝母、清半夏、黄芩、射干、白屈菜，此方中治鼻与治咳的药味基本等同，意在祛风散寒，通窍利鼻，止咳化痰。

鼻性哮喘的典型临床表现亦为起病初期见鼻痒、鼻塞、喷嚏、流涕等鼻部不适，转而吼哮作，辩证多为风寒夹毒犯鼻入肺，致鼻和肺气失宣所致，常用鼻哮汤加减治疗。基本组成：细辛、全蝎、苏子、地龙、麻黄、黄芩、射干、苍耳子、辛夷、白鲜皮、徐长卿、白屈菜，方中重用利鼻宣肺、祛风散寒、解毒之品使鼻畅、哮止、外寒清，佐用黄芩等清热之品以平肺热。值得注意的是上方二首中细辛皆为君药，《本草经》中言细辛："主咳逆……明目，利九窍。"其辛散温通，芳香透达之性，外能发散风寒，化湿通窍，内能温肺化饮，而治咳喘，可谓一举两得，但对于细辛的应用，古有"细辛不过钱"之说，因细辛有小毒，很多医者对此药避而不用或用之甚少，实则不然。古人用辛取其根，今人应用取全草，细辛之毒主要集中于根部，全草应用相对来说比较安全，入煎剂之后其有毒成分更是大大降低，但对于3岁以下的小儿应用起来还当审慎。另外，临床用药讲究配伍，对于脾肾不足、易感多病或内火盛的小儿应用本方时，可配以生地黄，同时又能缓细辛之温燥和毒性。

中医讲究选方用药如同排兵布阵，明确此二者发病之机，外寒内热兼顾，鼻肺二气同调，把握好这条治疗原则的主线，临床对症应用后症状可明显缓解。然临证时疾病表现多变复杂，以上二首方剂虽为我临床治疗鼻性咳喘常用药物的主线，但还要根据实际情况有所加减，活学活用，这就是所谓的辨证论治了。待临床症状消失，病情稳定后，再给以扶正之剂以疗其本，固其根，以达到防治结合的目的，从而提升患儿自身正气，减少发作，至于如何选用，随诊弟子大多心领神会，各有体悟，不再赘言，也借此机会与同道中人交流分享经验，与家长们沟通心得，以期造福更多婴童。

第七节 治哮虫药，不离"三宝"

我国是中医药的发源地，传承至今已有数千年的历史，为中华民族的世代繁衍及健康做出了巨大贡献，成为我国传统医学和传统文化的民族瑰宝。自古中医博大精深，中药种类繁多，对于如何选方用药，诊病疗疾，除应具备扎实的中医基本功外，还需勤于临证，善于思考总结。常言道"治病之道，关键用药"，我对小儿哮喘病的中医药防治研究至今已有六十余载，每日诊察哮喘病儿逾百，虽不敢自称权威，但对古今各家治疗本病的学术思想及治疗用药也多少有所了解，特别是在治哮证中应用虫类药物感触颇深，也收效甚佳。

当代中药学巨著《中药大辞典》中记载对哮喘具有治疗功效的虫类药物仅10余味，回顾在我治疗小儿哮喘病的几十年用药经验来看，自20世纪60年代用地龙，80年代用全蝎，90年代末用冬虫夏草，认为上述3种药物为治哮虫类药物之上品，相继而用，疗效甚佳，被我习称为"治哮三宝"。作用稍逊者尚有白僵蚕、九香虫、五灵脂、蜈蚣、守宫、露蜂房、蛤蚧、蜂蜜等，可根据哮喘之不同证型选用，但通用的仍属三宝。

（1）地龙：别名蚯蚓，是常见的一种陆生环节动物，穿梭生活于土壤中，并以土壤中的动植物碎屑为食，昼伏夜出。地龙作药，由来已久，早在汉代即已正式载入《神农本草经》，而涉及用其治疗小儿哮喘的最早文献记载则是宋代的《幼幼新书》，但书中并未列入正治，乃属民间流传用药而已。《中药大辞典》概括了历代对地龙的应用经验，提出地龙有清热、平肝、止喘、通络、利尿等作用。临床对中风、惊痫、喘息、痹症、小便不利等多种病证均有治疗效果。我从20世纪60年代起将地龙应用于小儿哮喘的治疗，主要取其止哮之功。哮喘之发作，可见喘息气促，喉间痰鸣如吼，不仅有风急，痰气交结，血运失畅，其络亦阻，而地龙性寒，善走窜，长于清肺平喘又能祛风通络，故临证用于哮喘发作之实证有效。经现代药理学研究也得到证实，地龙的有效成分确有平喘、抗过敏及抗凝的作用。

（2）全蝎：又名钳蝎、全虫、蝎子、茯背虫，常用以入药的为东亚钳蝎。春秋时期的《诗经》称其为虿（chài），《本草纲目》对其论述备详。其味辛性平，有毒，归肝经。具有息风镇痉、攻毒散结、通络止痛之功，临床多用于小儿惊风、抽搐痉挛、中风口歪、半身不遂等的治疗。在儿科主要用其治疗风证，镇静安神及止痉效果好，但用于治疗哮喘的文献资料则不多，我用全蝎治疗哮喘亦是出于偶然。这当追溯于20世纪80年代初，记得当时我曾诊治过一位4岁患哮喘伴口歪的病儿，给予牵正散（全蝎、白附子、白僵蚕）服药治疗后哮喘病情好转快，病家也坚持要服牵正散治疗哮喘。牵正散对哮喘有疗效，这个医案对我有所启迪，经观察锁定在全蝎上，其次是白僵蚕，后来治疗哮喘发作的实证用全蝎与原方含有地龙的方剂共奏良效。经过验证，全蝎治哮效果好，在后来新药"小儿哮咳喘胶囊"的研发中，就有全蝎一味。全蝎不仅治哮，而且对顽固性咳嗽亦有缓解功效，这可能与其味辛、善走窜、兼具祛风通络之功有关。而全蝎与地龙、白僵蚕相伍对哮喘急作之实证效果更佳。

（3）冬虫夏草：又名中华虫草，关于虫草的生长，人类对其感到神秘莫测。前人曾有诗云："冬虫夏草名符实，变化生成一气通。一物竟能兼动植，世间物理信难穷。"其实，虫草是一种真菌（冬虫夏草菌）寄生在蝙蝠蛾幼虫上形成的复合体，《植物名实图考》云其："冬在土中，身为老蚕，有毛能动，至夏则毛出土上，连身僵化为草，故名。"是中国历史上传统的名贵滋补中药材。冬虫夏草疗疾最早记载于公元8世纪的藏医药学古典名著《月王药诊》，称其能治疗肺部疾病，为藏医的常用药物。明代中期李时珍将其收录于《本草纲目》，载其能"解内热渴疾"。后《本草从新》云其"甘平保肺益肾，止血化痰，已劳嗽。"《本草纲目拾遗》指出虫草"功与人参同"。冬虫夏草，素以补肺益肾著称，临证用于治疗哮喘始于老年患者，如《现代实用中药》谓：适用于老年咳嗽、气喘之治。试想虫草冬季在土中，为至阴之物，而又生于高寒之地，又具阳刚之性，乃阴中之阳也。味甘性温，入阴脏而用于阳，益肾阳而保肺阴，具温和平补之性。凡阴虚阳亢而为喘逆痰嗽、咯血、自汗盗汗、病后久虚不复者，投之悉效。结合小儿哮喘稳定期以肺肾之虚为主，而冬虫夏草是动物药与植物药的精华所在，于上可化痰止咳、平喘润肺，于下则补肾固本、平调阴阳，择其治病之理不在克邪外出，而在补虚健体，防邪侵袭，制邪嚣张，故应用于小儿哮喘稳定期的治疗。在研究的新药"小儿益气固本胶囊"中即以冬虫夏草为君药，临床观察3年，所治病儿千余人，疗效颇佳。

　　小儿哮喘病近年来常见多发，临证分为虚实二类，介绍三宝之地龙、全蝎用于实证，冬虫夏草可疗虚候，此三药各自为君，再根据病情需要配以臣药、佐药、使药相助，疗效可靠，临证广为应用。在此，我也寄希望于中医后辈们，读经典，勤临证，善思考，常总结，不断挑战，不断攻克，在继承前人的基础上不断创新，努力把祖国医药卫生事业发扬光大。

第八节 防治哮喘，须从苗抓起

提到"苗"字，人们多会和幼小初生的事物相连，比如树苗、鱼苗、火苗等，此外，还常引申为事物的因由、开端或预兆等，如苗头。在中医学理论中也有关于"苗"的论述，如"舌为心之苗""惊为风之苗"等，而今天我要和大家讲的是关于哮喘之"苗"的事。

事情发生在1980年的春末夏初，离长春百里之遥的一位乡村老教师携5个月大的孙儿来诊，细问病史得知，该患儿生后以母乳喂养，满月后开始腹泻便稀，一天4~6次，历时4个月未见好转，还伴有多汗、夜间不宁等症状，经多次应用中西药物治疗，大便不减，但乳量如常，形成能吃能便的局面，令大人们十分着急。检查时我发现，该患儿头型方大，头发稀少，虚胖面㿠，双颊还散在湿疹。于是便对乡村老教师讲了两句话，第一句是："孩子的腹泻病，不单是脾虚，而是肺肾均虚，故治疗必三脏同时调理。"治疗的处方选用芡实、白术、山药为主，佐用诃子、薏苡仁、神曲。患儿服药8天见愈。第二句话讲："孩子出现腹泻仅是肺脾肾三脏之虚的一种表现，此乃体质异常所致，是先天形成的，经1~2年的发育可能完善，但其招惹的是非较多，比如体虚易感、易对药物过敏等。"病家随即补充孩子之前确有青霉素皮试阳性的药物过敏史，有时嗓子还有呼噜现象。我遂接着又言该患儿今后需要注意的问题是哮喘和其他过敏性疾病，因为此种体质，中医归为"痰蕴状态"，这种状态是我8年前于教学讲课中提出的一种认识。病儿的爷爷听说"哮喘"二字，顿时一惊，因为在其家族中就有患此病之人，发作时连躯带喘，甚为难受，且年年冬天犯，夏天好，常年治疗就是去不了根，可见哮喘有根连群众都一清二楚，但对其发病先兆自古以来都鲜有人知。病家接着又说："大夫，根不好去，能不能在刚有这个苗头时就治，不然到了根深时不就难治了吗！"患儿腹泻病愈后此事就不了了之。约5个月后，时至冬日，该患儿又因咳嗽伴痰10天来诊，于治疗支气管炎（痰湿咳嗽）的过程中，患儿于夜间出现过一次哮鸣音，再诊明确为幼儿哮喘，必须根治。此时爷爷又说："现在算不算哮喘的苗期？"当时释曰："哮鸣音已见便属于哮喘病期，苗期已过。"

通过此病例，引起了我对哮喘苗期——痰蕴状态的高度重视，并在后来进行了临床宏观研究。对观察的100例婴儿哮喘进行分析，结果有70例有痰蕴状态的各种表现，如虚胖、面㿠、易感，常有腹泻、鼻不利、湿疹、佝偻病、易对药物有过敏反应等。后又经临床总结发现，有痰蕴状态（体质异常）者，病发哮喘的倾向较大，但不可全然皆定哮喘，而患有哮喘的婴幼儿中又多有不同程度的痰蕴状态。小儿时期的哮喘，约有80%以上是在学龄前发病，其中的50%又是在生后1年内出现过哮喘样症状，值得注意的是，当孩子在感冒、支气管炎、肺炎的病程中，一旦出现哮鸣音或哮喘样症状，哪怕仅是1次也不可对这一敏感症状疏忽大意，更不能墨守喘息样症状发作3次才定哮喘，为时晚矣！虽然见有1次，算不得什么，经过治疗症状也会随之消失，但早已为哮喘病的发生埋下隐患，往往它就是哮喘病的苗期，类似此种体质异常的孩子一旦家长防护不慎得了感冒、支气管炎、肺炎等呼吸系统感染性疾病，除发热、咳嗽、痰壅等症状外，随之常易有痰鸣、哮鸣等症状夹杂出现。因此，对早期具有此类敏感特性的联合症状，不论是单发，或几种联合，都可视为哮喘之苗，临证所见此类体质异常，发生哮喘不是可能，而是难免，若能在此期进行治疗，可以有效预防哮喘病的发生，这也是我早些年依据中医传统理论中的"未病先防"而提出的关于哮喘苗期的详细论述。但不少家长不愿意接受这种立足于早的治疗，尤其难于理解哮喘有什么苗期，所以只好等他一年半载，认为症状明显了再治也不迟，只可惜事到如今方治，无论对患儿或是整个家庭来说所承受的代价又是何等的高。

因此，重视哮喘之苗，除了早期发现、早期诊断、早期治疗外，早期预防也极为重要，发现苗头，可提早避免接触变应原，以防发病。小儿出生后就应注意哮喘的预防，在婴儿期乳食当属首要，若出生后喂牛奶，过早添加蛋白类等辅食易促使过敏反应发生，所以，应大力提倡母乳喂养，至少6个月前要吃母乳，6个月以后加蛋类，有利于哮喘的预防。随着孩子的成长，活动范围会逐渐扩大，对易导致过敏的物质接触概率也增加，为了减少外界的不良刺激，家长需对有过敏性体质的小儿格外小心，尽量减少刺激，并加强自身锻炼，讲究个人卫生，从而增强体质来预防哮喘。另外，饮食管理一定从严，对易引起过敏的食物一定要限制，防止反复食用、反复刺激又刺激引发哮喘。应净化环境，保持空气清新，避免吸入异常气味和接触有害物质，更不能让孩子在有烟的环境中生活。千方百计防止感染，每感冒一次就等于哮喘上了一个新台阶，有的人认为要想不哮喘，必须把住感冒关，这虽然不是主要的，但对年幼儿来说，感染也是引起哮喘的重要祸源。

当然，哮喘的病因，较为复杂，至今还不十分清楚。中、西医对病因的探讨仍在不断深入，故彻底解决哮喘问题，在当前仍然是寻找治愈的新途径。本文将具体有痰蕴状态的婴儿，出现咳嗽、有痰等症象者，视为哮喘之苗，于治疗中严加监控。对于早期发现，及时治疗是有裨益的。

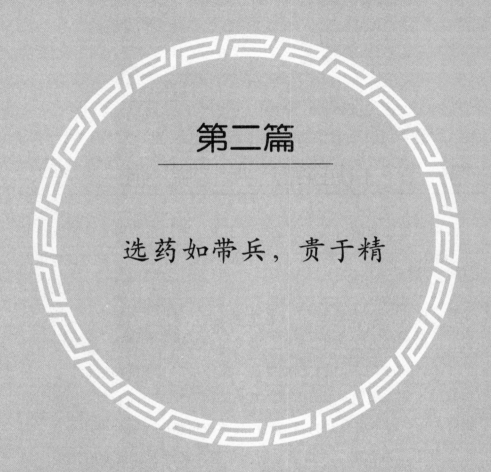

第二篇

选药如带兵，贵于精

第一节　白屈菜善治咳、喘、泄

说起白屈菜的由来，真是故事不少。明代皇帝朱元璋第五个儿子名朱橚，被封为王爷，开封府是他的辖地。这位王爷喜爱研究中医药，刊出《救荒本草》一书，书中收载了可以用来充饥的野生植物400余种。白屈菜最早就记载于《救荒本草》，其谓"煮后取汁，用以充饥"。但是只述白屈菜能充饥，并未讲述其他药用价值。就连李时珍的《本草纲目》，也没有白屈菜的一席之地。《中国药植志》："治胃肠疼痛及溃疡。外用为疥癣药及消肿药。"在民间有治疗腹痛、疮毒等作用。时下研究其为罂粟科白屈菜属植物白屈菜的带花全草，别称土黄连、牛金花、八步紧、断肠草等。药理实验证明有消炎、镇咳、化痰、抑菌、止痛等作用。

记得那是在1969年的夏天，一个军人的孩子，男孩，2岁，因发作性咳嗽伴有腹泻来就诊，家长说："王医生，我家孩子上边咳嗽的厉害，下边拉的特别重，都快1个月了，已经用了多种中西医药物啦，怎么越治越重呢？"

　　我通过详细询问病史，了解到这个孩子大便1天将近8次，咳嗽又疑似百日咳。我想到了新采摘的一种中草药——白屈菜，民间说能治泻，便将白屈菜鲜品晒了1天，详细给孩子家长讲述了白屈菜的用法，给他50克，煎水服用，第一次先服用3毫升，加少许糖，如果有反应随时来院，效果明显的话，第二次可加到5毫升，日3服。第3天，家长带着孩子来了，特别惊讶地说道："这个药太神奇了，我家孩子咳嗽、腹泻的症状基本痊愈！"看到此景，我当即开了两剂二白散（白术、白芍），来善其后，连服2日，终获全功。通过这次的案例，我得到了一些治泻咳亦效的启发，开始探索白屈菜治泻疗咳的神奇功效。

　　1970年，长春市百日咳流行，通过中西药治疗效果都不是太理想，这时，我想起了1969年的案例，咳嗽伴腹泻的孩子，连服2日白屈菜，症状得到了有效控制，通过这个案例，启发很大，开始立项研究。我周末上山采白屈菜，制成糖浆，通过亲身服药验证安全，仔细观察药物反应，终于掌握此药在临床中的应用剂量。初用于患者20例，4天1疗程，复查18例有效，而且有4例达到痊愈不咳，经过一系列的系统研究，确定剂量、疗程。有这么好的临床疗效，中附院能用一种新药（当时名为706糖浆）治百日咳有特效的事情就在患者中流传开来，当时一段时间，我每天需要诊治百日咳的患儿多达百余例，患儿各地皆有。就这样我们团队开始了上山采白屈菜的征程，第二年我共诊治2700例百日咳患儿，总结500例，疗效达到94.2%，以8日为度，在当时创造了国内单味药治疗百日咳的记录。1972年，我们在国家级杂志《新医学》发表关于白屈菜治百日咳500例研究的论文，也是首次将白屈菜应用于临床治疗中。同时，用白屈菜治疗百日咳也是史无前例的独创！

通过多年在儿科临床的实践，我对白屈菜的认识也愈发全面，在"哮咳""哮喘"等证，自拟在"哮咳饮、止哮汤"中亦加入白屈菜，因白屈菜有较好的镇咳、止痛、平喘的效果。对于顽固性哮喘病证，有很好的临床疗效。哮喘病是小儿时期难治的疾病，具有反复发作的特点，医者面对此病有时会感到十分棘手。我通过几十年的临床经验，提出"三期分治理论"，在传统的两期（发作期、缓解期），增辟稳定期治疗，即无症状期，巩固了小儿哮喘的治疗效果。在哮喘发作期，自拟的"止哮汤"中加入"白屈菜"，临床效果可谓是如虎添翼。"白屈菜"为长白山道地药材，具有药源广泛、价格低廉的优点。

自从白屈菜进入我院药房，成了药匣里的一颗璀璨的药星。除了医院的药房有了白屈菜的落脚地外，市内的许多药店也有白屈菜的位置，发挥着它为人民服务、治病除灾的作用。谈到白屈菜宝贵药用价值的呈现，离不开我和全体儿科医护人员对中医药执着探索的精神。

白屈菜之歌，是某位患儿家长赠送与我，歌颂白屈菜。其歌词如下：

"雄心大志多少代，淡淡黄花无人采。

伯乐能识千里马，哪个能知白屈菜？

《救荒本草》一本书，寥寥几笔做记载。

王烈披着霞光来，你含泪珠双臂开。

王烈亲口把你尝，你为孩子除病灾。

精神抖擞进药典，春风得意白屈菜！"

白屈菜默默无闻多少代，我通过一个机缘与它相识，使其造福婴童。愿它佑我赤子，能书写出更华丽的诗篇！

第二节　冬虫夏草防儿哮

民间传说，某日，乾隆皇帝犯了头晕腰痛病，吃遍了宫中御医开的方子，效果不佳。乾隆皇帝将此事告知和珅，和珅就将民间的一位郎中引荐给乾隆，郎中给乾隆把完脉后，开出如下处方：冬虫夏草、枸杞子、山药。乾隆连服数剂，病愈如初，精力大增。乾隆大喜，问郎中为何区区3味药如此神效？郎中说，这份功劳当属采自西藏的冬虫夏草，肾主精，肾虚则精损，冬虫夏草补肺肾，益精气，理诸虚百损。冬虫夏草是集养生、保健和治疗于一身的山珍。它不但能补肾，而且长年服用还可以延缓衰老。乾隆得知冬虫夏草有如此好处，就令郎中再施妙手，终身享用。

冬虫夏草为高级滋补药，一般人大多知其昂贵的价格，但对其生态的来龙去脉知之甚少。在我几十年的临证及教学中，常有学生和患儿家长问及冬虫夏草的不凡身世。冬虫夏草是我国的一种名贵中药材，与人参、鹿茸一起被列为中国三大补药。早在1757年《本草从新》中就有"冬虫夏草甘平保肺，益肾，补精髓，止血化痰，已劳咳，治膈症皆良"的记载。中医认为，虫草入肺肾二经，既能补肺阴，又能补肾阳，主治肾虚、阳萎遗精、腰膝酸痛、病后虚弱、久咳虚弱、劳咳痰血、自汗盗汗等症。

我通过查阅大量书籍，在《中药大辞典》和《全国中草药汇编》中记载，冬虫夏草又称冬虫草、虫草。冬虫，乃蝙蝠蛾科昆虫蝙蝠蛾的幼虫，此虫成为寄主，此幼虫于冬季入土前，受到夏草的入侵，后者为麦角科植物虫草属的一种菌丝。菌丝侵入虫体，在土内染菌致病的幼虫由于体内养分被夺而亡，但虫体已形成了菌核，待翌年之夏，从虫体的头部生长出柄棒状棕色的子实体，这就是虫体染菌丝而虫死菌活成草的草虫复合体。当然，菌丝侵虫，虫死草生等尚需温度、湿度、环境、土壤等一系列条件。可以看出，冬虫夏草，就是昆虫和菌丝相合而演的一场昂贵"戏剧"。正是由于冬虫夏草的药属贵重，疗效好，导致冬虫夏草的仿真造假现象频出，有时还有患儿家长带来冬虫夏草让我鉴别真假。一般而言，从药物的形体、结构、颜色、性味、质地等方面为鉴别要点。有人将冬虫和夏草分开，如若分开，则归还为蝙蝠蛾虫和菌丝，何谈冬虫夏草，我认为二者相合方可成为宝！

中医常讲"正气存内，邪不可干"，属于"未病先防"的范畴。对于疾病的诊治，定要"审证求因"，《孙子兵法》："善战者，必求之于势"，选药配方，亦是此道理。药有千种，善用者十之一二而已。临证治病中，选方用药最为关键。

临证中，常听到哮喘患儿家长说，孩子总感冒，每次感冒就犯哮喘，甚至说孩子的病说犯就犯，都快成了心病。对于此种询问，我常说，防哮把好第一关！中医所说的肺开窍于鼻，故而鼻和咽喉部分就成了入口，实际上这就是呼吸道的第一个关口。小儿时期的鼻咽部分，年龄越小发育越未成熟，防御力低，所以说呼吸道疾病最容易受害的是鼻咽。小儿哮喘的发作与鼻咽有很密切的关联。《黄帝内经》讲："法于阴阳，和于术数"，本义就是要顺从自然规律。论治与防护小儿哮喘也要遵从此旨意。

关于小儿哮喘的诊治，我通过几十年的临床总结，主张三期分治，即发作期、缓解期、稳定期。哮喘诸证基本消失后，进入到稳定期阶段。此阶段，自拟"防哮汤"，方中以黄芪、冬虫夏草为君，配伍相关药组，起到益肾、抑痰等固本除伏邪之功用。在小儿哮喘的稳定期治疗，主要取黄芪的补诸虚、益元气之功，合伍冬虫夏草的补肾、强肺作用。冬虫夏草具阴阳同补之功效，且药性平和、温而不燥、补而不滞的疗效。对于小儿哮喘疾病后期有十分好的调理防护作用。

因冬虫夏草价格昂贵，营养价值高，在临床服用时，有一个非常简便的方法，就是将冬虫夏草用研磨机研成粉末，然后装入到胶囊中，方便孩子服用。以下介绍冬虫夏草的虫草食谱：

●冬虫夏草鸭

材料：雄鸭半只，冬虫夏草3～5枚，葱、姜、食盐各适量。

制作：雄鸭去毛及内脏，洗净后，放在砂锅或铝锅内；再放入冬虫夏草和食盐、姜、葱调味，加水，以小火煨炖，熟烂即可（或将冬虫夏草放入鸭腹内，置瓦锅内，加清水适量，隔水炖熟，调味服食）。

用法：佐餐食。

功效：补虚助阳。适用于体虚、肢冷自汗、盗汗等证。

●冬虫夏草白及粥

冬虫夏草3～5枚，白及8克，粳米25克。二药研细末儿，粳米加水煮成稀粥，米近熟时加入药末儿及冰糖，煮至米熟粥稠。

本方以冬虫夏草补肺肾、止血化痰，白及收敛止血。用于虚咳、咽干痰少、咯血等证。

第三节 桑树一身皆可做良药

桑，是桑树的简称，为桑科桑属植物桑，各地各处均可生长。桑树古老，种类甚多，一般认为，山桑高大，家桑较小，南方种桑养蚕，种类繁多均可入药。《神农本草经》最早记载有桑上寄生，桑根白皮。汉代以后，人们不断研究发现，桑树本身的入药品种甚多，如桑根、桑皮、桑枝、桑叶、桑葚、桑寄生、桑螵蛸、桑耳、桑沥、桑黄、桑霜等。可以说，桑，全身都是宝！

如果从古代文明史的发展来说，有一种树改变了世界，估计在众多树木中，最有代表性的当属桑树了。桑叶是蚕的主要饲料，中国是最早开始种桑、养蚕、生产丝织品的国家。自商、周至战国时期，丝绸的生产技术已经达到相当高的水平。中国的丝织品迄今仍是中国奉献给世界人民的最重要产品之一，流传广远，丝绸之路涵盖了中国古人对世界文明的贡献。因此，多少年来，有不少研究者想给这条道路起另外一个名字，如"玉之路""佛教之路""陶瓷之路"等，这些名字都只能反映丝绸之路的某个方面，而终究不能取代"丝绸之路"

这个名字。上述谈到桑树的商业文明价值，其实桑树的药用价值亦十分宝贵，它一直默默地为人类的健康事业做出重要贡献。

桑树浑身是宝，先说桑葚，在民间被称为"人间圣果"，广受欢迎，更是古代帝王常用的补品。桑葚，又称桑仁、黑武葚、桑实、桑果等，为桑科落叶乔木桑树的成熟果实，我国大部分地区均有栽培，每年4~6月，桑葚呈红紫色时采收，晒干或略蒸后晒干备用。成熟的桑葚质油润，富有糖性，味微酸而甜，入食以个大、肉厚、紫红色、糖性足者为佳，故民间有"五月桑葚赛人参"之说。桑葚性味甘而微寒，有滋阴补血、润肠通便之功，为中医常用的滋补强壮药，《本草纲目》言其"捣汁饮，解酒中毒。酿酒服，利水气，消肿"。《本草纲目拾遗》言其"利五脏，关节，通血气"。《滇南本草》言其"益肾脏而固精，久服黑发明目"。《随息居饮食谱》言其"滋肝肾，充血液，祛风湿，健步履，息虚风，清虚火"。营养研究表明，桑葚含糖、鞣酸、苹果酸、维生素、胡萝卜素等，能补充胃液的不足，增强胃肠的消化吸收能力，并能刺激胃肠，使消化液分泌增多，蠕动增强，因而可帮助消化，促进大便排出。所以对于习惯性肠燥便秘的孩子，效果尤佳。选用桑葚以紫黑者为佳，《本草新编》载："桑葚采紫者为第一，红者次之，青则不可用。"平素大便稀溏或泄泻的孩子不宜服食。

再说桑叶，是蚕宝宝的美食，养蚕人有了桑叶喂蚕，才能换来我们的罗锦。桑叶更是中医人的处方良药，《神农本草经》将"桑叶"称为"神仙草"，古书中记载：桑叶，味甘、苦，性寒，归肺、肝经，可有"疏风清热、清肺润燥、平抑肝阳、清肝明目、凉血止血"之功效。在临证处方中，诊治小儿肺系疾病，我多选用霜桑叶，就是经过深秋霜打后的叶子，可以起到生津润燥之佳效。我还常用"桑叶"止汗，可谓是"收汗之妙品"。温病名方——"桑菊饮"就是以"桑叶、菊花"为君药，起到"疏散风热、清利头目"的作用。桑叶经过水煎后，能散发出一种奇特的清香味，可有祛风、明目、乌发之效。桑叶与菊花煎汤内服外用，可治头痛、眩晕、脱发等证。据民间传说，晚年的慈禧太后能有一头令人艳羡的秀发，是与常泡桑叶水饮用有关。桑叶与黑芝麻相配伍，可治因肝肾阴虚导致的老眼昏花、头晕目涩等证。将桑叶经过蜜炙之后，可用治疗小儿肺燥咳嗽。如果把桑叶制成茶品，也是极好的，每日饮上几杯，可清肝肺之燥，滋润生津，真是既简单又方便。

桑木是桑树的木材，也可为药用，一是木材所烧成的灰，名桑柴灰，可治水肿、金疮出血、目赤肿痛等证；二是桑柴灰加水制汁，经过滤、蒸发后所得的结晶状物，名桑霜，可治疗噎食积块及痈疽疔毒；三是老桑树木材的结节，名桑瘿，可治风湿痹痛、老年鹤膝风等。

桑树还有一个宝物，就是中医人常用的"桑螵蛸"，是桑树上面螳螂产卵时所用的卵鞘，味甘、咸，性平，归肝、肾经，具有固精缩尿、补肾助阳之功效。《药性论》："主男子肾衰漏精，精自出，患虚冷者能止之。止小便利，火炮令热，空心食之。虚而小便利，加而用之。"我在临床中，对于小儿遗尿证的治疗，常加入此药，每有佳效。

本人据古治瘫用六桑，研制的治瘫散治疗小儿脑瘫，其方由桑白皮、桑枝、桑葚、桑寄生、桑螵蛸、桑叶组合而成。可谓桑树一身皆可做"良药"！

桑木还可以做弓，叫作桑弧；桑叶的枯枝可以当干柴；桑叶为养蚕的主要饲料，还可以当作土农药；桑木还可以制造生产用品，如车辕、家具、乐器、雕刻等。不禁感慨，这么一棵朴实的桑树，竟然全身都是宝。可以说，不管从药用价值还是商业价值，"桑"都是十分珍贵的，很好地造福于人类。我们不可辜负了大自然的馈赠啊！

第四节　百合凉润，清肺燥

百合，是百合科百合属的多年生草本球根植物，又名强蜀、番韭、山丹、倒仙、夜合花等，原产于中国，主要分布在亚洲东部、欧洲、北美洲等北半球温带地区。

百合花花姿雅致，叶片青翠娟秀，茎干亭亭玉立，素有"云裳仙子"之称。百合这个名字，很有祥和之气。赋予其名百合的人们，视其素雅纯洁，取其"百年好合、百事合意"的寓意。中世纪的欧洲大陆，常以花物象征身份和血统，15世纪的后期，英国的兰开斯特家族和约克家族就分别以红白玫瑰作为家族的徽章，并且进行了一场持续近三十年的"红白玫瑰战争"。如法国王室将高贵圣洁的百合作为血统的象征，佩戴了百合徽章的王室，犹如身赐顶戴花翎，表达其对国王的忠诚。

现在我们可以食用的百合，与百合花不同。可食用的百合，实际上是靠近百合根部长得像莲花一样的鳞茎，鳞茎部分个头大，并且肉质较好，如民间传说"百合以丽江者为佳，实大而味甘不苦"。百合鳞茎生吃有毒，现在我们在市场上买到的食用百合，都是干百合片。《握灵百草》描述了既能清甜可口，又能止咳的蜜制百合，言"肺热咳嗽，蜜和蒸软，时时含一片生津"。《神农本草经》载："百合，味甘平，主邪气腹胀心痛，利大小便，补中益气。生山谷。"道出了百合有清虚热、益气调中之功效。正因为百合既有灵性又有药性，百合片厚嫩味甜，咬起来有一股绵软的清香味，十分鲜美，所以百合既适合做清粥小菜，亦可与山珍海味同炖解油腻。

我通过查阅文献，在《中华人民共和国药典》中记述了百合拌炼蜜焖润之后再炒熟的方法，说明百合蜜炙之后，确有润肺止咳的功用。《本草纲目》记载："百合有美容养颜、润肺止咳、宁心安神"的药用价值。在临床中，我也常用百合，自拟的"固哮汤、强哮汤"中加入此药，起到清肺润燥、生津益智、安神的功用，效果尤佳。

在日常食用方面，百合汤、八宝饭之类的甜食，均少不了百合，红白相映，清而不腻，色、香、味俱全，可谓别有风味。百合是药食兼具的佳品，如"薏苡仁百合粥"，是在家就能煲好的养生粥，主要材料就是薏苡仁和百合，薏苡仁百合粥的功效不仅多，而且非常有益于我们人体吸收。常食用薏苡仁可以有效地促进人体内血液和水分的新陈代谢，有消水肿、利尿等多种功效，常给孩子服用此粥，可改善孩子的排便功能，所以常食薏苡仁百合粥有预防便秘的益处。因为薏苡仁中含有非常丰富的水溶性纤维，可以有效消化体内的脂肪，对于肥胖的患儿，可以促进减肥。将薏苡仁与百合搭配熬粥食用有助于减肥和消化。百合和银耳都有很好的润肺化痰、养阴生津、止咳的功效，制成百合银耳粥，不仅是一道不错的清火甜品，而且对肺脏可以起到很好的护肺、养肺的功用。对于治疗小儿肺热咳嗽、肺燥、心烦口渴等症，效果极佳。银耳莲子百合粥、绿豆百合粥都适合夏日食用。给孩子在家熬一锅软糯清香的粥，既可以调和不振的食欲，又能清热降暑气。

在食用百合的同时，搭配也很关键，多年的实践发现，并不是所有的食物和百合搭配都能够获得美好的味道，并且对身体有益。搭配得当，相得益彰，如百合与蛋黄搭配，百合具有温肺止咳、养阴清热、清心安神、利大小便、补脑健胃、清痰祛火、补虚损的作用；蛋黄可除热、补血，两者搭配一起吃可以更好地发挥清心补阴、清热解毒、安神的功效。如百合与沙参搭配，沙参与百合搭配一起吃，具有不错的营养滋补的作用，另外，还有益气补中、温肺止咳的功效，特别是对病后体弱的孩子有非常大的好处。如果食物搭配不当，会起到事倍功半的效果，百合尽量别和羊肉一起搭配，容易导致孩子拉肚子的情况发生。除此之外，百合也不能够和猪肉一起搭配食用，百合包含黏液质与多类生物碱，猪肉包含较多的脂肪与蛋白质，两者一起吃可能会引起食物中毒。

中医讲"季节养生"，如果到了秋季，气候干燥，空气湿度小，尤其到了中秋过后风特别大，孩子常常会出现皮肤干燥、口干鼻燥、咽痒咳嗽等症状，肺为娇脏，尤为小儿，保养肺脏十分关键，百合雪梨羹可谓是极佳的选择，具有很好的润肺去燥、止咳化痰的功效。百合对于气候干燥而引起的多种季节性疾病有很好的防治作用，北方秋冬干燥，或是雾霾来袭之时，吃一盏百合银耳羹亦是极好的。比如到了白露时节，秋燥伤人，此时婴童饮食应以润肺、养肾为重，多吃清淡，可搭配药食同源的中药，如石斛、麦冬、玉竹、西洋参、百合、枸杞等滋阴润肺、补肝肾的药材，从而达到事半功倍的功用。

宋朝诗人陈岩在《香林峰》中云："几许山花照夕阳，不栽不植自芬芳。林梢一点风微起，吹作人间百合香。"百合这味清幽的山谷植物，真是美与实兼具，花中至尚的典范！

第五节 桔梗宣肺止咳，利咽喉

桔梗为桔梗科桔梗属植物，又名铃铛花、僧帽花。植株高20~120厘米，叶轮生或部分互生，花冠肥大，蓝色或紫色，拥有肥大的根，为桔梗的食用或药用部分，有止咳祛痰、宣肺、排脓等作用。在我国东北地区，常被腌制为美味的咸菜，朝鲜族将桔梗用来制作泡菜，当地民谣《桔梗谣》所描写的就是这种植物。你一定听过朝鲜的民歌"道拉基，道拉基……"，因为桔梗的朝鲜语发音就是"道拉基"。朝鲜族民歌流畅欢快，听朝鲜族民歌时，往往会联想到翩翩起舞的朝鲜族姑娘。"桔梗哟，白白的桔梗长满山野，只要挖出一两棵，就可以装满我的小菜筐，哎嘿哟哎嘿哟，你呀，叫我多难过，因为你长得地方叫我太难挖。"

桔梗作为我国传统中药材，味苦、辛，性平，归肺经，有开宣肺气、祛痰利咽、排脓的功效。桔梗入药最早记载于《神农本草经》，在《本草纲目》中记载其名字的由来："根结实而梗直，故名桔梗"。桔梗的功效颇多，在《伤寒论》中载："咽痛者，可与甘草汤，不瘥，与桔梗汤"。桔梗汤中桔梗为主药，治疗咽痛症。临床上可再配鱼腥草、冬瓜仁等以加强清肺排脓之效。《本草经疏》："用甘草汤若不愈，是肺窍不利，气不宣泄也，以桔梗开之，肺窍宣通，气遂宣泄，热自透达矣。"朱肱《活人书》："治胸中痞满不通，用桔梗通肺利窍。"医圣仲景，在《伤寒论》中用桔梗，有七方，用法煎汤，或入丸、散。我在临证中，常加入桔梗，对于小儿咳嗽痰多、胸闷不畅、咽痛、音哑等证，常常取得佳效。桔梗在宣肺的同时，还可疏导气机，调肠气，通利二便，对于小儿便秘有时可起到调节作用。此属"欲降先升"之治法，实乃《黄帝内经》"病在下取之上"以及"提壶揭盖"之妙用。

我在临床中，对于桔梗的使用，不仅仅局限于中药处方中。我会常常讲给家长许多简便又廉价的小妙方。如将桔梗、鱼腥草、薏苡仁煎汤，饮用可以利肺气，有助于肺内浓痰排出，对治疗小儿肺痈胸痛、发热等症亦有益处。把桔梗、淡竹叶、甘草煎汤饮用，可治疗小儿肠道疾病，因肺与大肠相互表里，肺气闭塞会造成大肠通气不畅，发生便秘，可谓是肺气宣，肠道清。

桔梗是药食两用的佳品，一般春夏采食嫩叶，秋季采食鲜根，嫩叶及根均可食用，可凉拌、腌制、清炒、做酵素，是不错的美味及保健食品。以下介绍几款药膳：

●银耳桔梗菜

材料：银耳（干）50克、桔梗250克、大葱5克、生姜5克、盐2克、味精1克、植物油15克。

做法：取用桔梗的嫩苗去杂洗净。将水发银耳洗净。将炒锅烧热放油，油热投入葱、姜末，煸香，再投入主料和调料，急速翻炒，断生入味即成。

用途：适用于外感咳嗽、咽喉肿痛、肺满胸闷胁痛等病症。

●桔梗茶

材料：桔梗6~8克，蜂蜜适量。

做法：将桔梗择净，放入茶杯中，纳入蜂蜜，冲入沸水适量，浸泡5~10分钟后饮服，每日1剂。

用途：可化痰利咽，适用于慢性咽炎、咽痒不适、干咳等。

●桔甘饮

材料：桔梗、甘草各30克。

做法：桔梗、甘草共为粗末，和匀过筛，分包。

用法：用时在沸水中泡，每次1包，代茶饮。

功效：补脾益气，清热解毒，祛痰止咳，宣肺利咽。

主治：治小儿急性支气管炎。

●桔梗冬瓜汤

材料：冬瓜50~70克，杏仁6~10克，桔梗8~15克，甘草6~10克，植物油、食盐、大蒜、葱、酱油各适量。

做法：将冬瓜洗净切成小块。在锅中加入植物油，将油烧热后放入冬瓜块爆炒，杏仁、桔梗、甘草一并水煎。煎至冬瓜熟后，以食盐、大蒜、葱、酱油调味。

功效：疏风清热、宣肺止咳。

主治：小儿风邪犯肺型急性支气管炎。

●桔梗瓜菜

材料：鲜桔梗150克，黄瓜50克，醋、盐各适量。

做法：

1. 将鲜桔梗洗净，剥去外面黑皮，轻轻挤去水分，投入到沸水锅内焯一下，捞出切片。黄瓜去瓤切片，用盐稍腌去水。

2. 将桔梗和黄瓜放在一起，加醋调匀即成。

功效：此菜由桔梗与清热解毒、利水、解烦渴的黄瓜相配而成，具有清热解毒、开宣肺气的功效。用于咽喉肿痛、外感咳嗽、消渴、烦热、目赤肿痛等病症。

注意事项：

● 对于小儿阴虚咯血者不宜服用桔梗。

● 桔梗不能服用过量。

● 桔梗不宜与猪肉、龙眼一起服用。

本品性升散，能引药上行达于上部病所，有如船之载物上浮，故被称为"舟楫之剂"。因此凡气机上逆，呕吐、呛咳、眩晕、阴虚火旺咯血等不宜用。

第六节　薄荷散风，止咽痛

　　说起薄荷，老百姓肯定都不会陌生，在生活中，我们都吃过凉爽的薄荷糖，用过薄荷牙膏，打盹犯困时会用点儿清凉油……这些都是添加了薄荷成分。薄荷是世界三大香料之一，也是常见的药食两用的草本植物，买盆薄荷，既可观赏又可食用。希腊人很喜欢薄荷的味道，在节庆时，他们还会把薄荷编织成花环佩戴在身上。埃及人则有把一包包薄荷与大茴香、小茴香充当赋税的做法。美洲印第安人会用薄荷来治疗肺炎。

　　薄荷，土名"银丹草"，为唇形科植物，即同属其他干燥全草，多生于山野湿地河旁，根茎横生地下，是一种独特的芳香作物。全株青气芳香。叶对生，花呈红、白或淡紫色，花后结暗紫棕色的小粒果。

　　薄荷是中医常用中药之一。它是辛凉性发汗解热药，治流行性感冒、头痛、目赤、身热、咽喉、牙床肿痛等症。外用可治神经痛、皮肤瘙痒、皮疹和湿疹等。薄荷又是春节餐桌上的鲜菜，清爽可口，凉爽怡人。平时我们可以以薄荷代茶，起到清心明目的作用。在中国，薄荷主要以江苏、安徽两省产量最大。薄荷为多年生草本植物，茎有四棱，叶子对生，花呈红、白或淡紫色，或用于食品。明代李时珍《本草纲目》："薄荷，人多栽莳。二月宿根生苗，清明前后分之。方茎赤色，其叶对生，初时形长而头圆，及长则尖。吴、越、川、湖人多以代茶入药，以苏产为胜。"

　　薄荷作为一味中药，性味辛凉，其实从我们吃薄荷的感觉就可以看出薄荷是属于凉性的药物，所以薄荷有清热解毒之功用。我们中医里讲，薄荷入肺经，什么意思呢？中医把我们人体的五脏六腑分为上中下三焦，肺属于上焦，所以说薄荷清热主要是清上焦的热，而薄荷味辛，主疏散，所以薄荷主要有清肺热、疏散风热的功效。薄荷可以用于外感风热引起的感冒等疾病。上面已经说过了，薄荷主要有清热之功，并且是清肺热、疏散风热，亦指薄荷有清上焦之热的作用。所以有时候，偶感风热之邪，导致头痛脑热，或是目赤内热，可以试着用一些薄荷。通过对薄荷的性味、归经等方面的研究，薄荷之功主要适用于夏季，很多时候夏季人更容易感冒，其实是外感风热造成的感冒，这个时候就很适合用薄荷。生活中有一种很常见的药主要成分是从薄荷里面提取的，就是风油精，因此风油精不仅仅止痒止痛，还能治疗头痛等。

　　至于薄荷利咽，主要适用于由于风热导致的咽喉肿痛，这与上面说的清上焦之热是相辅相成的。所以薄荷不仅仅有治疗风热引起的咽喉肿痛的作用，还能治疗各种上焦之热引起的牙痛、口舌生疮、口腔溃疡等等。另外，薄荷味辛，有发散之功，所以也能用于风热湿疹等疾病，就像上面说的，风油精能止痒，所以这些功效都是相一致的。上面说薄荷入肺经，又有人研究说薄荷入肺、肝经，可见薄荷不仅仅可以清肺热、清上焦之热，还有疏肝气之功，又加上薄荷味辛，有疏散之功，所以薄荷是有行肝气之功的。现在随着生活节奏的加快，我们都会遇到生活或者工作上的压力，难免有时候会出现烦躁等症状，比如偶尔我们会觉得胸闷、嗳气，就是感觉气滞不畅，并且有抑郁不解的心情，即肝气郁结，简称"肝郁"，这个时候就可以用一些薄荷了。

夏日，在家用薄荷给孩子做份"凉汤"饮用，既可解渴，又能解暑，大家不妨一试。但需要注意的是，薄荷味凉，不可久服。以下介绍关于薄荷的几款药膳：

●薄荷汤

将薄荷叶清洗干净，切碎，用开水焯一下，放少许的盐和香油，可有神清气爽之感。

●薄荷凉茶

先将新鲜薄荷清洗干净，待沸水冲泡，放入适量白糖，自然冷却后，日服1～2杯，能清凉解暑，服后可使通体舒坦，精力倍增。

●薄荷粥

薄荷6克煎汤，放入粳米30克煮粥，待粥将成时加入冰糖适量，再煮沸即可，可早晚餐温热服食。

●薄荷冰

清水3碗煮至沸腾，加入薄荷煮开5分钟，将薄荷水放凉后入冰格，做成冰粒，孩子咽喉痛或口干时取冰粒放于口中咀嚼。夏季气温高，炎炎夏暑，家长带着孩子去有冷气的场所，很容易患上夏季感冒。要防治感冒，又想利咽生津，可以试试给孩子食用几粒薄荷冰。

薄荷有着淡雅而独特的芳香，是一种富有坚强生命力的植物，它没有牡丹的华贵，也没有杜鹃的高贵美丽，但它却有活力的象征——

绿。正如宋代诗人陆游在《题画薄荷扇》云："薄荷花开蝶翅翻，风枝露叶弄秋妍。"

第七节　流感克星——板蓝根

在全民恐慌的"非典""禽流感""甲流"等传染性疾病的流行时期，板蓝根曾被广泛用作防疫药物而家喻户晓，甚至被渲染成了"国民神药"而遭疯狂抢购，一度出现脱销状态，"家中常备板蓝根"也成了当下时髦的口号。很多家长在孩子出现感冒迹象或是流感的高发季节，就会给孩子服用板蓝根作为治疗和预防性用药，因此，经常有病家问及板蓝根防治感冒的话题。板蓝根是临床常用的一味中药，儿科用，耳鼻喉科也在用，因其治咽喉病而闻名，当孩子感冒，出现嗓子红肿疼痛等变化时，用之正相宜。但对于如何用好、用对板蓝根且听下文。

板蓝根又名靛青根、蓝靛根、大青根，为十字花科植物菘蓝的干燥根，通常在秋季进行采挖，炮制后方可入药，在中国各地均产。菘蓝是一到两年生的草本植物，在乡野山地，如蒲公英一样是一种不起眼的小草，但在古代却是治疗温病不可或缺的中药之一。其性寒，味先微甜后苦涩，归心、胃二经。《本草纲目》中言其有清热、解毒、凉血、利咽的功效。此外，关于板蓝根功效的记载还有很多，如《本草述》："治天行大头热毒。"《本草便读》："清热解毒，辟疫，杀虫。"《分类草药性》："解诸毒恶疮，散毒去火。"《中药志》："治热病发斑，丹毒，咽喉肿痛，大头瘟，及吐血、衄血等症。"可见板蓝根善清实热火毒上攻之证，又以解毒利咽散结见长。现代药理研究也证实板蓝根对多种革兰阳性菌、革兰阴性菌及流感病毒、虫媒病毒、腮腺病毒均有抑制作用，具有明显的解热、抗菌、抗病毒和增强人体免疫力等作用，多适用于风热型感冒和一些温热类疾病初起（如：温毒发斑、大头瘟疫、喉痹、疮肿、痈肿、水痘、烂喉丹痧等）应用效果良好，尤其是儿科常见的感冒发热、咽部红肿，每选板蓝根为主剂。药商将其加糖制成各种剂型，比较方便的有冲剂、散剂，口感较好易被接受，对感冒的防和治均有疗效，所以用的人多，几乎成了常备药物，也正是由于用的人多，所以乱用现象频繁，造成意外的反应不断出现，曾有病儿就因服用板蓝根后产生过敏反应，出现全身皮肤瘙痒并起药疹；也有关于服用不当造成消化系统和造血系统损害的相关报道，所以，病家问及此药的用法也不断，为此我曾多次宣讲，用板蓝根要辨证，不能一哄而用。

板蓝根本身是好药，合理应用才安全有效，出问题时往往不在药而在用。板蓝根作为清热解毒的苦寒药物，用于风热感冒、火热上攻之实热证则属对症治疗，对于患风寒感冒、体质偏虚有寒及脾胃不和之人误用之，轻则伤脾胃，重则损阳气。所以，不分寒热、虚实，一味应用板蓝根预防或治疗疾病是不科学的。特别是对于小儿来讲，其脾胃柔弱，治疗疾病的用药剂量宜小，药味宜少，药性宜缓，而板蓝根过于苦寒，即使罹患风热感冒也不宜随意使用，至于预防性用药，也要注意体质状态和药后反应，长期应用更是不妥，以免苦寒败胃伤阳。古人讲"是药三分毒"，药与体合、与证合一般没问题，如若不合便易相悖，正所谓"有是病用是药，则病受之；无是病用是药，则元气受之。"药证不相对，既不利于疾病的治疗，也会对人体造成一定的伤害。板蓝根虽毒副作用小，但长期大量应用确亦可引起蓄积中毒，引发不适，出现头晕、脘腹冷痛、不思饮食、便溏等症。所以，应用板蓝根需辨证准确，掌握剂量才好。

　　其实，板蓝根不仅是一味中药，还是一种来自大自然的健康染料，这从它的别名中不难发现，多和色彩相关。在云南大理白族地区流传至今的扎染是我国一种古老的纺织品染色技艺，其所用的染料就选自当地苍山上生长的蓼蓝、板蓝根、艾蒿等天然植物制成的蓝靛溶液，具有一定的消炎清凉作用，因此，他们常将扎染布制作成头饰、衣裤、被子、桌布等用品使用，既亲近自然，也有益于人体的健康，目前，这项技术已被列为国家级非物质文化遗产而被代代传承下去，希望这种古色古香，带有少数民族特色又环保健康的印染技艺能被更多人知晓，走出国门，走向世界。

　　话到此处，关于板蓝根的内容已谈了不少，主要目的是为了让大家对板蓝根有更多的了解，辨证用药时更加准确，但作为医者我仍然要强调对于疾病的预防，莫要完全依赖药物作用，中医讲"正气存内，邪不可干"，只有让孩子养成良好的生活习惯，健康的饮食方式和适度的运动锻炼，才能让体质得到真正提升，对防病保健才更有益处。

第八节　清肺名将——枇杷叶

关于枇杷，宋代诗人宋祁曾专门作诗一首"有果产西蜀，作花凌早寒。树繁碧玉叶，柯叠黄金丸。"仅从寥寥数语的诗句中便可得知当时的西蜀，也就是今天的四川省早已有枇杷这种植物了，花期为晚秋初冬，其收获采摘的季节枝叶繁茂，果实累累，呈金黄色，即为我们初步描绘了蔷薇科枇杷属的典型特点。

诗中提到的黄金丸，因形状酷似中国古典乐器琵琶而得名枇杷果，其味甘美，肉质细腻，柔软多汁，多盛产于每年的3~4月份，果中富含人体所需的各种营养元素，如纤维素、果胶、胡萝卜素、苹果酸、柠檬酸、钾、磷、铁、钙及维生素A、B族维生素、维生素C等成分，是夏季人们喜爱的时令水果，其味甘酸、性平，具清肺、生津、止渴之功，有清热解暑、润肤美白、清肺止咳、护眼明目及促进儿童生长发育的作用。相传很久以前，在我国著名的枇杷产区的一个村庄里就流传着枇杷果入药的动人故事。主人公为村中一个叫阿祥的年轻小伙，对母亲十分孝顺。一次阿祥的母亲生了哮喘病，昼夜咳喘不停，阿祥东奔西走寻访十里八乡的老中医均治疗无果，母亲的病也越来越严重。一天夜里阿祥做梦，梦见一位仙风道骨的老头被阿祥孝母之心所感动，对他说在当地的超山山坳中有一种黄金果，需尽快找到并连果带肉的摘下，果肉鲜吃，树叶煎汤代水服用，其母的病就会痊愈。第二天一早，阿祥醒来认为此乃仙人托梦，遂直奔超山山坳而去。寻遍多处无果，精疲力竭之时不小心摔下山去，幸好被一棵大树挂住。阿祥定惊后一看，这棵树上结满金黄的果子，不正是梦里仙人所说的"黄金果"吗，于是兴高采烈地摘了一箩筐的果子又随手采了一些树上的叶子，按照仙人梦中所说给母亲服下，一连七天，其母的顽咳之证竟痊愈了。阿祥切身体会到母亲被咳嗽病折腾得昼夜不宁，寝食难安，虽经仙人指点得以痊愈，但为了日后乡亲们得了咳嗽病也能得到及时有效的治疗，他便带领村民将该树从深山挖回，移植到各家各户。时间一长，村民们见黄金果与琵琶相像，因此又称其为枇杷果。

　　说完酸甜爽口的枇杷果，接下来就该重点谈谈枇杷叶了。清代著名画家郑板桥一生命运多舛，晚年的他居住在简陋的茅舍中，院内还种有一棵枇杷树相伴。一次他偶患咳嗽病，又不愿煎服汤药饮用，就随手摘取枇杷树上的十几片叶子，洗掉上面的白毛用来煮水喝，连用数天后，咳嗽竟全好了。可见枇杷叶的药用价值不可小觑，枇杷叶味苦，性微寒，归肺、胃二经，关于枇杷叶功效主治的相关记载，《食疗本草》中曰："煮汁饮，主渴疾，治肺气热嗽及肺风疮，胸、面上疮。"《滇南本草》中有："止咳嗽，消痰定喘，能断痰丝，化顽痰，散吼喘，止气促。"《本草纲目》中记："和胃降气，清热解暑毒。"《本草再新》："清肺气，降肺火，止咳化痰，止吐血呛血，治痈痿热毒。"综上可知，枇杷叶有清热润肺、止咳化痰、和胃止呕的功效。常用于治疗肺热咳嗽、气逆喘急、胃热呕哕、烦渴等症。全年均可采收新鲜的枇杷叶，去掉表面的绒毛，经晾晒、切丝、干燥就可作为中药饮片进入各大药房了，还有的需经过特殊工艺加工炮制，如蜜枇杷叶，润肺止咳的作用有所增强，适用于肺燥咳嗽。现代研究发现，枇杷叶中含皂苷、熊果酸、齐墩果酸、苦杏仁苷、枇杷佛林、金丝桃苷、鞣质、糖类及山梨醇等成分，有镇咳、祛痰、平喘、抗炎、抗菌、促消化、降血糖等作用。生活当中人们对枇杷叶的功效早已熟知，以枇杷叶、川贝母为主药制成的川贝枇杷膏每于秋冬气候干燥的季节十分畅销，可发挥养阴清热、润肺化痰、止咳平喘、护利咽喉的作用。此外，生活当中关于枇杷叶的食疗方子也不少，下面就简要介绍几款：

● **枇杷叶冰糖水**

材料：新鲜的枇杷叶5片，冰糖10克。

做法：将新鲜的枇杷叶清洗后放入煮锅内，加入冰糖和800毫升左右的水，大火煮开，然后转小火再煎煮10分钟关火，将汤汁沥出，凉温后饮用。

用途：治疗风热咳嗽、有痰、喉咙不适、声音嘶哑等症。

● **枇杷叶菊花粥**

材料：枇杷叶9克，菊花6克，粳米50克。

做法：将枇杷叶、菊花洗净后用纱布包好，放入锅内，加1500毫升水大火熬至1200毫升后放入粳米煮粥即可。

用途：治疗肺热燥咳、喉咙不适、声音嘶哑等症。

枇杷叶及果虽有诸般好处，但枇杷果性凉、叶微寒，故脾虚泄泻之人不适宜服用。谈到这里，我不禁感触颇深，中医中药之博大精深，值得一代代中医人去不断领悟、探索和挖掘，我希望通过这种执着精神感染带动身边的人，包括正在阅读的您，并且坚信中医中药知识的普及和真正发扬光大需要你我共同的努力。

第九节 藿香一味，治呕吐

说起藿香，人们似乎并不陌生，在夏秋季节，酷暑难耐，不少人会因温度过高而中暑，出现头晕昏重，胸膈痞闷不舒，又或是贪凉饮冷，不注意饮食卫生，恣食不洁之瓜果而出现脘腹胀痛、呕吐、腹泻等胃肠道症状，在这个时候身边的人多会温馨提醒：喝点藿香正气水就好了。

谈到这里似有做广告之嫌疑，不过在2008年轰动全世界的5·12四川汶川大地震发生后，全国上下众志成城，齐心协力抗震救灾，医药的支援更是重中之重。震后的灾区缺水停电，且余震和阴雨天气不断，气候潮湿闷热加之房屋倒塌，夜晚露宿环境恶劣，很多人都不同程度地出现身体不适、头痛胸闷、恶心呕吐，甚则寒热交作、腹泻等症，这些正是藿香正气水的主治所在，于当时发挥了不小的作用，成了国家食品药品监督管理局公布的抗震救灾急需药品目录中的一员。现在，藿香正气水已经成为多数家庭暑期必备之品，特别是入伏之后气温明显升高，对藿香正气水的需求会明显增加，其又呛又辣的味道也着实给很多人留下了深刻的印象，不过在这里还是要强调一下，因为藿香正气水中含有酒精，切忌同头孢类药物同时使用，以免引起不良反应。

接下来，我就详细为大家介绍一下中药当中的藿香。藿香是唇形科多年生草本植物广藿香地上部分的茎藤经切段阴干而成的。广藿香原产于东南亚各地，后经南洋华侨引入中国，距今已有百余年历史，现在我国南方地区大量栽培，北方各地也可见这种植物。夏秋季是藿香的生长繁茂期，香气袭人，药农们也多在这个时段进行采割。藿香的全草含有挥发油成分，可用作强刺激药或芳香料，更是香水制作中常用的成分。

藿香味辛，性微温，可入肺、脾、胃经，早在南北朝的《名医别录》中就有："藿香微温，疗风水毒肿，去恶气，止霍乱心痛"的记载。《千金要方》中言："藿香汤治毒气吐下、腹胀等症。"《本草图经》中言藿香："治脾胃吐逆，为最要之药。"《本草纲目》更有提到："藿香，辛香微温……见霍乱呕吐不止者，须用此投服。"可见藿香具有祛暑解表、化湿醒脾、辟秽止呕等功效，简而归纳就是具化湿、解暑、止呕的功效。

解暑、止呕一般很好理解，化湿该做何解，怎样辨别体内是否有湿气呢？正常情况下，人体对于外界温度、湿度变化有自然调节能力，但有些人因体质、疾病或不良的生活习惯，造成体内水分调控系统失衡，水分排不出去，故而生湿，影响人体健康。中医认为人体湿气的产生与脾的关系密切。脾喜燥恶湿，主运化人体摄入之水谷，化生精微充养周身。若脾阳振奋，脾脏健运，则运化水湿功能正常，不易生湿致病。反之，若因贪凉饮冷、恣食不洁瓜果，则脾阳受损，又或居住潮湿，涉雨冒水，湿困脾阳皆可引起不适。表现出头昏头重，四肢酸懒，身重而痛，关节屈伸不利，胸中郁闷，脘腹胀满，恶心欲吐，食欲不振，大便溏泻黏腻，舌苔厚腻等症状。且湿性重浊黏滞，易与他邪合谋致病，以风湿、寒湿、暑湿多见，治疗起来也有一定难度。不过藿香气味芳香，性辛温走窜，对于暑湿、湿温初起或寒湿中阻等证的治疗配合相应药物皆可取得显著疗效。

藿香除了药用价值外，还能盆栽以供观赏，并兼烹饪食材之用，最为普通的如酥脆可口的炸藿香叶，也有以之煮粥的，如砂仁藿香粥、二白姜防藿香粥。因其具有健脾益气的功效，故有一些比较生僻的菜肴和民间小吃也利用它来丰富口味，增加营养价值，如汉中美食罐罐茶、藿香饺、藿香鱼等，成为誉满全国的名点。吃藿香也有将它的鲜叶凉拌后食用的，正可以借它来发挥解表散邪、利湿除风、清热止渴的药物作用，食后唇齿留香，岂不快哉！说了这么多，东西一句似有些与文题偏离，为扣主题藿香止呕之效，结尾再向大家介绍两个止呕的实用粥谱，若有需要，不妨一试。

● 白术藿香粥

材料：白术、藿香(鲜品量加倍)各10克，粳米100克，适量白糖。

做法：把白术、藿香择净，放到锅内，加水适量。浸泡5～10分钟，水煎取其汁，加入粳米熬粥，粥熟时放白糖，再煮1～2沸即成。

功效：每日1剂，连续3～5天。能健脾化湿，适用于脾胃湿阻、胸脘痞闷、少食作呕、神疲体倦等症。

● 砂仁藿香粥

材料：砂仁5克，藿香10克，粳米100克，适量白糖。

做法：先把砂仁研成细末备用，把藿香择净，放砂锅内加水浸泡10分钟后，水煎取其汁，加入粳米熬成粥，粥熟时加入砂仁末和白糖，再煮1~2沸即成。

功效：每日1剂，连续服3~5天。能和中止呕，适用于妇女妊娠呕吐。

第十节　神曲、麦芽相伴，消食积

听到"神曲"一词，热爱西方文学的人不禁会想到意大利文艺复兴运动的先驱但丁·阿利格耶里所作的《神曲》，原著中作者借助对话的方式与地狱、炼狱及天堂中各种著名人物进行沟通来展现所要表达的内容，让人隐约窥见文艺复兴时期人文主义思想的曙光，被称为是意大利的一部民族史诗；在酷爱音乐的年轻人中，"神曲"一词是对歌曲作品火爆程度的最大肯定，《最炫民族风》《忐忑》《江南Style》可谓是其中的代表之一，都曾风靡一时，在中国的大街小巷随处可闻，对于老百姓来说更是耳熟能详，甚至是火到了国外；但对于一名纯中医，提到"神曲"，固有的惯性思维让我想到这是一味由多种药物混合，经特殊加工炮制而成的中药，可用于治疗消化不良。

关于中药神曲的由来，还有一段有趣的小故事。相传汉代名医刘义在自家院里垒了个鸡窝用来养鸡下蛋，可一连几天他都发现鸡窝中的蛋无缘无故地消失了，便找了个隐蔽处躲起来，打算抓住偷蛋贼，却没成想是一条火炼蛇所为。刘义心想这蛇如此贪婪，屡屡偷吃鸡蛋，决定惩罚一下这条蛇。于是，他就用石灰裹着石子做了几枚假蛋，为了以假乱真成功诱蛇上钩，又在外面涂上一层鸡蛋清，放在鸡窝里面，然后便守候在一旁。不久，那条火炼蛇果然又来偷吃了，它缓缓地爬进鸡窝里，将那几枚假蛋吞了下去。没过一会儿，这条蛇便在地上痛苦地挣扎起来，并强忍着爬进草丛里，拼命地吞食一种毛茸茸的小草，随后排出了一堆粪便，若无其事地爬走了。刘义想，这种草应该可以治疗消化不良，于是，他以这种草为主药，研制出治疗消化不良的名药——神曲。

神曲为面粉和其他药物混合后经发酵而成的加工品。其制作工艺相对复杂，需将大量面粉或麸皮与杏仁泥、赤小豆粉，以及鲜青蒿、鲜苍耳、鲜辣蓼的自然汁混合搅拌均匀，使之干湿适宜，放入筐内，表面再用麻叶或楮叶包裹保温发酵一周，待长出黄菌丝时取出，切成小块晒干即成。中药神曲略具陈腐之气，以身干、陈久、无虫蛀、杂质少者为佳，其味甘辛，性温，可入脾、胃二经。关于中药神曲的记载有很多，最早见于《药性论》："化水谷宿食，癥结积滞，健脾暖胃。"《汤液本草》："疗脏腑中风气，调中下气，开胃消宿食。主霍乱心膈气，痰逆，除烦，破癥结及补虚，去冷气，除肠胃中塞，不下食。能治小儿腹坚大如盘，胸中满，胎动不安，或腰痛抢心，下血不止。"《本草纲目》："消食下气，除痰逆霍乱泄痢胀满。"可见神曲能消食和中、健脾开胃、化湿止泻，又略带解表退热之功。对于饮食失当，脾胃功能较弱之人出现伤食胸痞、腹痛吐泻，外感发热兼食积等证均有一定治疗效果。现代研究发现，神曲中含有酵母菌、淀粉酶、B族维生素、麦角固醇、蛋白质和脂肪、挥发油、苷类等，因其含有多量酵母菌和B族维生素，故有促进消化、增进食欲的作用。

说到神曲，就不得不提到它的同伴麦芽，临床治疗中，二者常作为对药同时使用。麦芽为禾本科植物大麦的成熟麦粒用水浸泡后，保持适宜温、湿度，待幼芽长至约5毫米时，晒干或低温干燥而成。其味甘、性平，归脾、胃、肝经。古人对于中药麦芽的记载也颇多，如《药性论》："消化宿食，破冷气，去心腹胀满。"《滇南本草》："宽中，下气，止呕吐，消宿食，止吞酸吐酸，止泻，消胃宽膈，并治妇人奶乳不收，乳汁不止。"《本草纲目》："能消化一切米面诸果食积。"概括来讲，麦芽具有健胃消食、回乳消胀、疏肝解郁的功效，临床中常用来治疗小儿脾虚食少，乳食停滞，还可用于治疗肝气郁滞、肝胃不和之胁痛、脘腹痛，以及妇女断乳或乳汁郁积之乳房胀痛等。现代研究发现，麦芽中含淀粉酶、转化糖酶、维生素B、脂肪、磷脂、糊精、麦芽糖、葡萄糖等，具有降血糖，促消化，特别是米面薯芋等淀粉类积滞不化，有抗真菌作用，另外麦芽还有回乳和催乳的双向作用，小剂量可催乳，大剂量可回乳。

由上可知神曲、麦芽皆有消食化积的主要作用，对于脾胃功能虚弱、宿食停滞、饮食不消所致的脘腹胀满，嗳气吞酸，甚至是恶心呕吐，不思饮食，皆有一定的治疗作用。此外，中药的不同炮制方法使得其药效的侧重略有不同。焦神曲长于消化米面等食物，焦麦芽有很好的消化淀粉类食物的作用，二者同用专于消食导滞，可用于食积吞酸、脘腹闷胀等症。另外，临床中还有一味常用的与二者相配的中药——焦山楂，善于治疗食用肉类或油腻过多引起的食滞，临床中常将三药合用并称为"焦三仙"，能明显地增强消化功能。所以，在中医处方中若看到"焦三仙"字样，不要片面地认为只是一种中药，而是焦山楂、焦神曲、焦麦芽三者的合称。

第十一节 荷叶祛湿，兼止泻

正值盛夏之季，待午后暑气渐退，我和老伴闲来无事就到南湖公园散步，里面树荫缭绕，空气清新，男女老少随处见，吹拉弹唱样样全，可让人暂时忘却城市的喧嚣和快节奏的生活，好不惬意。穿过树荫，来到湖边，正值湖中荷花繁茂之际，亭亭玉立，姿态各异，有的花开正旺，有的含苞待放，有的仅露出两三片花瓣，粉嫩娇艳，惹人怜爱。不禁让人联想起周敦颐的《爱莲说》："予独爱莲之出淤泥而不染，濯清涟而不妖。中通外直，不蔓不枝，香远益清，亭亭净植，可远观而不可亵玩焉。"莲花是荷花的别名，从古至今不少文人雅士皆赞莲之清风淡雅，是不被世俗所染、洁身自爱的坚贞品格和洒脱胸襟的形象代表，也是我从医六十余载一直恪守遵循的职业准则。

正当我对湖中的荷花赞不绝口之时，老伴的一句话让我忍俊不禁。大意为世人皆赞莲、爱莲，却对其叶有所忽略，自古红花配绿叶，若没有荷叶的衬托怎显荷花之可爱。的确，碧绿的荷叶紧紧相挨，像圆盘一样衬托着荷花，漂浮或矗立于水面，在晚霞的照映下微风吹过湖面，泛起层层水波，荷之花与叶随之翩翩起舞，有一种"接天莲叶无穷碧，映日荷花别样红"的风景。其实荷叶并非只是荷花的陪衬，它也是夏天暑热季节常用的一味中药。

中医所用的荷叶是睡莲科植物莲的干燥的叶，早在《本草纲目》中就有"荷叶服之，令人瘦劣"及"生发阳气、裨助脾胃"的记载，其味苦涩，性平，略具清香气。其一能消暑利湿。可治疗暑热烦渴、脾虚水肿等症。其二能助脾健运，升发脾阳而止泻。可治疗脾虚水肿、食少腹胀、腹泻便溏、带下过多、脱肛等症。其三能散瘀止血。可治疗多种出血证，如吐血、衄血、咯血、便血、崩漏、产后恶露不净及跌扑损伤之瘀血等症。一般在炎夏见暑热烦渴、暑湿泄泻等症多用鲜品，清热、解暑、利湿之力强；而经过炮制后的荷叶降血脂、升阳发散、健脾助运之力强。现代药理学研究发现，荷叶具有解热、抑菌、解痉的作用。其实，荷叶还可作为药食两用之品，其营养价值丰富，内含多种化学物质，如黄酮、柠檬酸、苹果酸、葡萄糖酸、草酸、琥珀酸、维生素C、挥发油及其他抗有丝分裂作用的碱性成分等，具有降压、调脂、减肥、抗氧化、抗衰老和抑菌等作用，非常适合高血压、高血脂及肥胖之人使用。

多数人了解荷叶，是因为其有降脂减肥的功效。俗话常说"肥人多痰湿"，原因大致不外乎两点，其一是脾胃不虚，就是老百姓常说的"口壮"，贪食重口味、高脂肪、高热量的食物或饮料，不知饥饱，这些食物难以被充分消化吸收，在体内积聚日久，酿生痰湿。另一种就是本身脾胃功能较虚，运化水谷饮食物之力不足，也容易酿生痰湿。而这所谓的痰湿，不只是大家眼见或耳闻的有形之痰，还包括无形之痰，即痰气，可遍及全身，痰湿较盛的人往往可出现困倦乏力、肢体沉重、头昏嗜睡等症，特别是对于一些老年体弱之人，代谢较慢，痰湿日久积聚不化，还会引发中风、糖尿病、高血压等，荷叶之所以能减肥也正是因为其具有利尿祛湿的功效，可使体内湿浊之气从粪便和尿液排出，因此起到减肥的效果。夏秋之际多暑湿之气，饮食稍有不慎，就易出现恶心、呕吐、腹泻等情况，大便多色黄质稀甚如水样，气味臭秽难闻，此时用荷叶泡水喝，可以起到清暑利湿、健脾止泻的作用。不过，荷叶虽有诸般好处，但由于其性偏凉，故素体阳气不足、气血虚弱之人应当慎用。下面我们就来介绍两款关于荷叶的食疗养生粥：

●竹荷绿豆粥

材料：鲜荷叶、鲜竹叶各10克，绿豆20克，粳米50克，冰糖适量。

做法：将绿豆用温水先泡2个小时；并将竹叶、荷叶洗净切碎，共煎取汁、去渣；然后与淘洗干净的粳米和绿豆一同煮粥，待沸后小火缓慢熬至粥熟，并加入适量冰糖，均匀搅拌。

用途：用于夏季小儿发热口渴、食欲不振等症。

●荷叶莲子粥

材料：鲜荷叶、莲子各10克，粳米50克，冰糖适量。

做法：将荷叶洗净切碎，煎汤取汁、去渣；然后放入淘洗干净的粳米和莲子一同煮粥，待沸后小火缓慢熬至粥熟，并加入适量冰糖，均匀搅拌。

用途：用于夏季小儿心烦不寐、食欲不振等症。

荷叶既能用于观赏，也可食疗入药，除此之外还可用来包装食物。很早以前，在方便塑料包装袋还未问世和流行时，人们发现荷叶防水耐油、厚实柔软且易储存，便物尽其用想到用荷叶来包裹食物，在卖熟菜、卤菜的店铺摊位上，砧板旁都放有大摞荷叶，若有客前来选购熟菜，店家会将挑好的熟菜称过切好后放在荷叶上，娴熟地包裹起来，并用细麻绳在荷叶包外面扎一下，若买的样数多，店家便会将扎好的荷叶包串成串让顾客拎着回家，方便实用又环保。自20世纪80年代中期开始，荷叶包便逐渐淡出了市场，离开了人们的视野，可回想起来，至今我依然忘不掉荷叶包的清香。

第十二节　菊花明目，又祛火

大自然中的一花一草、一木一石皆有各自不同的习性和风格特点，例如菊花，又名延年、更生、帝女花等，多于深秋百花凋落之时，迎风霜寒露而开，香气浓郁淡雅，即使枝叶枯残也犹抱霜枝，不畏霜寒，不屑争艳，耐心寂寞，随遇而安，是继梅、兰、竹之后古今文人墨客引以称颂的"花中四君子"之一，更是儒家"高洁"、道家"隐逸"、禅宗"冰清"的象征。陶渊明赞"秋菊有佳色"，其笔下描绘的"采菊东篱下，悠然见南山"更是成为不少隐士，当然也包括我共同向往的田园生活。

菊花主源于我国，有文献记载至今已有3 000多年历史，我国古籍《礼记·月令》中有"季秋之月，鞠有黄华"。其中"鞠"是菊的古写，"华"者即"花"也。中国传统的菊文化源远流长，养菊、品菊、咏菊、画菊已逐渐融入人们的日常生活中，成为人们津津乐道之事。除此之外，菊花更可贵之处在于它可为人类治病疗疾，在传统的中医药领域也有一席之地。早在《神农本草经》中就记述了菊花的药用价值，有"久服利血气，轻身耐老延年"的记载，被列为草部中之上品。《用药心法》中言菊花有"去翳膜，明目"之功，《本草纲目》中对菊花的生长习性和用途的记载更为详细："菊春生夏茂，秋花冬实，饱经霜露，备受四时之气，叶枯不落，花槁不谢。其苗可蔬，叶可啜，花可饵，根实可药，囊之可枕，酿之可饮，自本至末，罔不有功。"可见菊花的全身皆可为用。菊花的品种繁多，有药用价值的也非少数，如安徽亳县（今亳州）的亳菊、滁县的滁菊、河南的怀菊、河北的祁菊、四川的川菊、浙江的德菊等等，但最常用的当属被列为浙江省八大名药材"浙八味"之一的杭白菊，又名甘菊，《本草从新》中记载："甘菊花……家园杭产者良，有黄、白两种，单瓣味甘者入药、点茶、酿酒、作枕俱佳。"

其实，古人关于菊花也有很多有意思的小故事。《风俗通义》是由东汉泰山太守应劭所著的关于民俗之作，距今已有两千多年历史，里面曾有记载：河南南阳郦县（今内乡县）有个叫甘谷的村庄。谷中山水甘甜清澈，到处都开满菊花，山泉水穿过菊花丛顺势流入村庄形成小溪，菊花花瓣散落水中，溪水涓涓流淌，飘散着菊花的淡雅清香。村上三十多户人家都饮用这山泉水为生，寿命长久，一般都活到130岁左右，低的也有七八十岁。

中医认为菊花味辛、甘、苦，性微寒，主入肺、肝二经，其味辛疏散、气清上浮、微寒清热，可疏肺经之风热，然其力稍有不足，解表祛邪需与桑叶相须为用，以增其功；且辛散苦泄微寒，入肝经，又能清肝热、平肝阳、降肝火，对于肝阳上亢所致的头晕目眩、肝火上攻所致的目赤肿痛皆有良效，同时，菊花还有清热解毒、消肿散痈的作用，这便是菊花能明目、祛火之因由。以上是笼统介绍了菊花的功效，但同为菊花，不同品种，功效又略有侧重，比如疏散风热宜选黄菊花，清肝明目宜用白菊花，清热解毒则野菊花最长。

老百姓对于中药菊花的认识，也大多掌握明目、祛火这两点。一提到菊花常与枸杞相配者多，流传至今的明目良方——杞菊地黄丸中就将这两味药设为主药，因枸杞中含有丰富的维生素A，能养血补血、益精明目，二者同用泡水代茶饮，能起到清肝明目的作用，可有效缓解眼部疲劳干涩、视力模糊等症状，适合学生或电脑工作者等容易出现用眼过度的人群饮用。茶中之枸杞以宁夏出产者为好，如果是眼睛干涩适宜选杭白菊、滁菊；一旦眼睛酸胀分泌物较多，则加滁菊、黄山贡菊更好些。除此之外，当你的眼睛很累的时候，不妨借刚冲好的菊花茶的热气熏蒸眼部约1分钟左右，同时配合眼部的保健操，就会明显感觉很舒适，大家不妨尝试一下。菊花虽有诸般好处，但因其性偏苦寒，故体虚之人不宜多喝。

除了菊花茶还有菊花酒，即用菊花与糯米、酒曲酿制而成的酒，古称"长寿酒"，其味清凉甜美，有养肝、明目、健脑、延缓衰老等功效。宋代诗人陆游一次生病卧床不起，好友知其好酒，又考虑其身体不适，就送几坛菊花酒聊表心意。陆游饮用几杯，自觉精神倍增，可谓"酒到病除"，即兴作诗写道："菊得霜乃荣，惟与凡草殊。我病得霜健，每却童子服。岂与菊同性，故能老不枯。"菊花酒还被看作是重阳必饮、祛灾祈福的"吉祥酒"，《西京杂记》里就载说："菊花舒性，并采茎叶杂黍米酿之。至九月九日始熟，就饮焉，故谓之菊花酒。"试想重阳佳节，除登高插茱萸外，亲朋好友三五相邀，共饮菊花酒，对月赏黄花，又是何等的诗情画意。

第十三节 柴胡、黄芩相伍，退热良

《幼科要略》载："襁褓小儿，体属纯阳，所患热病最多。""纯阳"学说，揭示了小儿在生长发育期间，阴阳平衡处于不断变化中。然小儿为纯阳之体，热病居多。本人临证所见之热证，主要分为内热、外热、内外共热。此与古时的表热、里热、半表半里热大致相同，但前者更近于临床。早在医圣仲景《伤寒论》的小柴胡汤、大柴胡汤均为清热之剂，以柴胡为君，疗效甚宏。

柴胡为伞形科植物柴胡或狭叶柴胡的干燥根。按性状不同，分别习称"北柴胡"和"南柴胡"。味苦、微辛，微寒。柴胡为《神农本草经》上品，"主心腹肠胃中结气，饮食积聚，寒热邪气，推陈致新"，用于外感表证发热，无论风热、风寒，皆可使用；治伤寒邪在少阳，用之尤宜，本品性升散而疏泄，有较好的退热作用，乃治少阳病证之要药。李时珍说："平肝胆三焦包络相火"，既可以用于表证发热，又可以用于邪在少阳发热，即寒热往来。取柴胡治疗少阳之热，少阳为三阳之枢，一旦邪犯少阳，枢机不利，疏泄失调而症见寒热往来、胸胁苦满、不欲饮食、心烦喜呕、口苦、咽干、目眩。柴胡辛散苦泄，芳香升散，疏泄透表，长于疏解半表半里之邪，为治疗少阳病之要药。不过从临床来看，和解少阳应是柴胡与黄芩二药的作用。柴胡退热的特点，除退表热、退少阳热之外，还包括肝胆热、三焦热、包络热。根据其退热的特点，也用于疟疾发热。所以李时珍云"退热必用之药"。

用至今日，柴胡功用至少有：退热，尤对外感之热效为明显，镇静、止痛、祛痰、疗咳、健胃、调气、除疟、解毒、脱敏。上述诸功，有高有低，但治热之功居一。黄芩，《神农本草经》载为中品，"主诸热黄疸，肠澼，泄利，逐水，下血闭，恶创恒蚀，火疡，一名腐肠，生川谷"，药性苦，寒；归肺、胆、脾、胃、大肠、小肠经；具有清热燥湿、泻火解毒、止血、安胎的功效；综合古代研究黄芩之功，善治诸热，小儿热病多犯肺胃，黄芩以除肺胃之热为专。黄芩药性苦寒，功能清热燥湿，善于清肺、胃、胆及大肠湿热，故据观察，其除内热效力尤强；治疗湿温，暑湿，胸闷呕恶，湿热痞满，黄疸泻痢；小儿夏季感受暑湿，湿热所致的胸闷恶心呕吐、身热不扬、舌苔黄腻的患儿可用此治疗；本品入肺经，清热泻火，凉血止血，可治疗小儿肺热咳嗽，高热烦渴，血热吐衄等症。我在临证中，重用黄芩与地龙清开肺阻，肺热清，气畅而哮喘则解；热痰之治，在痰不在炎，痰积于肺，肺必热，肺之热又炼津为痰，故黄芩作用于上焦，偏于泻肺火，咽喉肿痛，肺热咳嗽，久热不退，都首选黄芩。清肺者当推黄芩，乃清肺良药。另外黄芩的炮制方法不同，作用也不尽相同。清热多生用，安胎多炒用，止血可炒碳用。研究发现，黄芩有退热、利尿、抗菌、抗病毒、抗霉菌、镇静、降压、止血、抗过敏、利胆、抗疟、安胎等功用，特别全面。

柴胡、黄芩治诸热，取效非凡，其功录青史。二药相伍乃强强联合。本人研制的小儿清热灵、小儿抗毒灵、小儿抗炎灵、小儿肺热平、和解散、清热散、退热散等10余种方中均有柴胡、黄芩的成分。临证处方，对热病诸类，治热之剂非柴胡、黄芩莫属。夫，小儿病热，传变迅速，每常早治外热晚入里，里热未除又达表，比比皆是。所以，善治者表里兼顾，未传先下手，正应"不治已病治未病"名言。因此，柴胡退外热居长，黄芩清里热为专。二者为君，内外之热均可屏除。柴胡、黄芩二味伴当历史之远，何人所为？医者圣贤张仲景当为始祖。

后世之医，应继承发扬，不断创新，柴胡、黄芩之功用已今非昔比，其临床应用越来越宽。"路漫漫其修远兮，吾将上下而求索"，人类在追寻真理、真知的路上，前方的道路还很漫长，必百折不挠，仰天索地去追寻与探求。身为中医人，在传承与发扬国学的路上，亦是如此，应"研学精进、修远、求索"。"古人学问无遗力，少壮工夫老始成。纸上得来终觉浅，绝知此事要躬行。"今世之医在临证用药中，亦在"修远、求索、躬行"的道路上，慧眼识药，药中肯綮，如鼓应桴，医中之妙，有如此哉！

第十四节　芡实可理哮痰证

芡实，为睡莲科植物芡的干燥成熟种仁。9～10月种子成熟时，割取果实，击碎果皮，取出种子，除去硬壳晒干。分布于东北、华北、华东、华中及西南等地。生于池沼湖泊中。

芡实为常用中药，历版《中国药典》均有记载。"芡实"始载于《神农本草经》，列为上品，名鸡头实，被视为延年益寿之上品，具有"补中、除暑疾、益精气、强志、令耳目聪明"等功效。《本草经疏》："鸡头实味甘、气平，无毒。入足太阴、少阴，补脾胃，固精气之药也。脾主四肢，足居于下，多为湿所侵，以致腰脊膝痛而成痹，脾气得补，则湿自不容留，前证皆除矣。脾主中州，益脾故能补中；肾藏精与志，入肾故主益精强志。精气足，脾胃健，则久服耳目聪明，轻身不饥，耐老神仙所自来矣"。《本草经百种录》："鸡头实，甘淡，得土之正味，乃脾肾之药也。脾恶湿而肾恶燥，鸡头实淡渗甘香，则不伤于湿，质黏味涩，而又滑泽肥润，则不伤干燥，凡脾肾之药，往往相反，而此则相成，故尤足贵也。"

古药书中说芡实是"婴儿食之不老，老人食之延年"之佳品，它具有"补而不峻、防燥不腻"的特点。芡实是健脾补肾的绝佳首选。中国是文明古国，亦是悠久饮食文化之境地。《汉书·郦食其传》说："民以食为天。"古代名医扁鹊言："安身之本必资于食。""药食同源、医源于食"，使得中华饮食文化不断加以丰富，使炎黄子孙世代受益，中华民族健康生存与繁衍。药补不如食补。食物和药品都有治疗疾病的功效，但前者气味纯厚、毒副作用较少，对人体以滋养作用见长，宜于养生；后者气味偏颇，毒副作用较大，以攻邪为主，善于治病。以补益的角度看，食补优于药补。在调养过程中，先以食疗，食疗不愈，才以药治。"芡实"亦是医食两用之佳品。

芡实可分生用和炒用两种。生芡实以补肾涩精为主，而炒芡实以健脾开胃为主。炒芡实一般药店有售，因炒制时，要加麦麸，并掌握一定的火候，家庭制作不方便。另外，亦有将芡实炒焦使用的，主要以补脾止泻为主。"山药薏苡仁芡实粥"，组方受到众多名家推崇。此粥之功效：补充气血，调和脾胃，亦能延年益寿。山药被称为"神仙之食"，《神农本草经》列为上品补益药，薏苡仁被称为"益寿的仙丹"，芡实则在医书中记载"久食延龄益寿"。芡实与鱼头同食，还有健脑效能，可以治疗神经衰弱。

我在临证中，亦喜用"芡实"。哮喘，是小儿常见的顽固性疾病，尤其婴幼儿所患的哮证，多有痰涎壅盛之证候。我将此种证候称为"哮痰证"，是治疗小儿哮证的关键环节，亦是"顽证"。朱某，男，6个月，毛细支气管炎，婴儿哮喘病史。该患儿于一个月前无明显诱因出现咳嗽，有痰，曾就诊于我院门诊，给予"青霉素"类药物未见明显好转。现症：咳嗽、有痰、纳可、眠安、小便清、大便稍干，2

日一行。查体：神清，发育正常，双肺听诊呼吸音粗，脉缓。给予止哮平喘、化痰止咳中药，上述症状不减，咳嗽反而加重，有痰、流清涕、呕吐、呕吐物为痰涎，脉缓。处方：芡实5克、陈皮10克、清半夏4克、川贝母4克、茯苓10克、桔梗10克、枳壳10克、山药10克、苏子8克、地龙5克、丹参10克。4剂8天，水煎服。复诊：患儿前症大减，仅偶尔咳嗽，喉中有痰，既以前方加减化裁，终获全功。

仲景云："病痰饮者，当以温药和之。"痰为阴邪，治法多以燥湿化痰、理气和中为主。但哮喘之痰，多为胶固之痰，寻常之法，难以收到良效。我根据多年临床实践经验，将哮喘之痰治法大致分为："初痰治脾，久痰疗肾，脾肾兼收，标本同治"。根据"哮痰证"创立"哮痰汤"，本方加入"芡实"，取法于张锡纯"理痰汤"之说，加入治肾一味，收敛冲气，更以收敛肾气，而厚其闭藏之力，应《景岳全书》："治痰者必温脾强肾，以治痰之本"之言，常取佳效。

本人在"哮痰证"运用"芡实"的实践中，领悟到"学古而不泥古，宗法而有创新"的格言。在"潜方用药"中，医者能于书经之内会悟，而广其用，庶无拘隘之弊。医者应在"整体观念，辨证论治"中，知"二陈"之常，达"痰证"之变。"体物之理"，方能"明体达物"。正如李中梓所云："知常达变，能神能明，如是者谓之智圆"。

第十五节　麦冬保肺，生津液

宋代大文豪苏东坡在《睡起闻米元章冒热到东园送麦冬饮子》写到："一枕清风值万钱，无人肯买北窗眠。开心暖胃门冬饮，知是东坡手自煎"。苏东坡在中医上颇具造诣，发皇古义，阐发医理，还著书立说，撰写《医药杂说》，世人称其为"儒医"。

诗中所谈及"麦冬饮子"，主治膈消胸满心烦、津液短少、消渴等证。药的成分有：五味子（20克）、知母（30克）、甘草（炙，12克）、栝蒌仁（20克）、人参（30克）、干葛（20克）、生地黄（32克）、茯苓（28克）、麦冬（30克），加水2升，煎至1升，竹叶14片，煎一钟，温服。

相传，大禹治水胜利后，田里的庄稼成熟了，遇到大丰收，老百姓产的粮食吃不完，大禹命令百姓把剩余的粮食倒进江中，江中便长出了一种奇草，即麦冬。由于此草产于禹州，叶窄而细长，形似韭菜，故叫作"禹韭""禹霞"。此草具有"滋阴、润肺、止咳、清心、除烦、安神"等功效，故又被百姓称为"长生仙药"！

　　麦冬为百合科沿阶草属多年生常绿草本植物，其块茎可作为中药材。药膳——沙参麦冬汤，为"清养肺胃，生津润燥"之佳品，此方源于吴鞠通的《温病条辨》。沙参麦冬汤：沙参15克、玉竹10克、生甘草5克、桑叶10克、麦冬15克、扁豆10克、花粉10克。麦冬为药食两用之品。"麦冬天冬雪梨汤"，在民间生活中应用，十分受宠。天冬与麦冬均为甘寒滋阴之品，雪梨甘甜润肺，三者搭配，有滋阴润肺、肃金敛气之功。可以使用麦冬制作出多种多样的食疗膳食。如：麦冬和粳米做成麦冬粥，不仅有润肺止咳的功效，还适用于治疗肺热干咳、无痰等症状；和山楂做成山楂麦冬茶还能养胃健脾、生津止渴、帮助孩子消食；和竹叶做成竹叶麦冬茶还有养阴润肺、清心除烦的作用；和枸杞搭配做成枸杞麦冬茶还能益肾通络。此外，麦冬和莲子一起加水炖熟以后饮用，有安神润肺之功用。在炎炎夏日，家长可以给孩子熬一碗"麦冬生地汤"，起到养阴生津、润肺清心的作用，用于小儿肺燥干咳、心烦失眠、肠燥便秘等症。

　　《神农本草经》将"麦冬"列为上品，言其"久服轻身，不老不饥"。味甘，微凉；入手太阴肺、足阳明胃经。《本草分经》称麦冬"甘、微苦，微寒。润肺清心、泄热生津、化痰止呕、治嗽行水"。《医学衷中参西录》："麦冬能入胃以养胃液，开胃进食，更能入脾以助脾散精于肺，定喘宁嗽。"《金匮要略》麦冬汤，麦冬七升，半夏一升，粳米三合，人参二两，甘草一两，大枣十二枚。治咳嗽，火逆上气，咽喉不利。以肺胃上逆，相火刑金，麦冬、半夏，清金泻火而降逆，甘、枣、参、粳，补中化气而生津也。《伤寒论》中的炙甘草汤，用之治少阳伤寒，脉结代，心动悸者。以少阳相火不降，致累君火，逆升而生烦悸，麦冬清心而宁神也。

天冬、麦冬搭配，是一对古老的对药，二冬膏载于清代张璐《张氏医通》中，取其甘寒清热、润燥养金之才，为肺经清热养阴之剂，尤其针对肺肾之阴不足的咳嗽，有痰患者常用二冬入方。麦冬、天冬，两者均味甘、苦，性寒，归肺、胃经，既能滋肺阴、润肺燥、清肺热，又可养胃阴、清胃热、生津止渴，对于热邪伤津之肠燥便秘，还可增液润肠以通便，在治疗肺胃燥热时，还常相须为用以增强疗效，但有脾胃虚寒泄泻及外感风寒致嗽者，应忌用此二者；天冬苦寒之性较甚，补肺、胃之阴强于麦冬，对咳嗽咯痰不利者，兼能止咳祛痰，还能入肾经以补肾阴、降肾火，可治肾阴亏虚、阴虚火旺之症，滋腻性较大，用当注意。麦冬微苦、寒，养胃阴与清胃热之力虽弱，但滋腻性较小是其所长，还能入心经以补心阴、清心除烦、安神，可治心阴不足及心火亢盛之证。

我在多年临床实践中，治疗小儿肺燥证候，创"保肺汤"，用二冬入方，针对肺肾阴液不足之咳嗽，疗效甚佳。此方，重在"保"字，然婴童之肺，更重言"宝"矣！方中配以麦冬清凉润泽、凉金泻热，乃泽枯润燥之神品，生津化水，雾露泛洒，肺金肃凉，荡涤烦躁之法，至为佳妙焉！

天地有大美，而不言！麦冬是也！

第十六节　妙用白术，治便秘

谈到"白术"，一般称此药乃健脾要药，最大的特点是健脾。凡健脾之品，多有祛湿之功，白术同时也能利水，故常作为治疗水湿内停的药物。在一般中药学中归类为补益健脾药，具有补气健脾、燥湿利水、止汗安胎之功效，用于腹泻腹胀，体虚无力等病症。在健脾方面，提倡炒后应用效果更好。从目前对白术的炒法来看，有土炒、砂炒、麸炒、清炒等制法。

一般来讲，白术在儿科领域主要用于治疗小儿泄泻，尤其是脾虚作泻。明代医家张景岳云："泄泻之本，无不由于脾胃。"泄泻以脾虚泄泻最为多见。临床尤以白术为治疗泄泻、便溏的主药，如参苓白术散、痛泻要方、七味白术散等名方。白术可以治疗多种便溏，如大便始终为稀便、大便先干后溏、大便时干时溏、大便先溏后干。取其治疗便溏一般应炒用。所以临床上见到便溏常将白术作为首选之药。

医圣仲景言："观其脉证，知犯何逆，随证治之。"指出了辨证论治的诊疗思维。在临证中需根据病机而立治法，选方用药，是治病至关重要的环节。"辨证论治"乃中医学之精髓。同样，在中药的应用中，必须有科学的思路和方法，严谨组合，精确配伍，才能在复杂多变的临床治疗中运用自如，取得佳效。我在多年的儿科临证中，对于白术的认知与应用，有几次变化。

记得是1980年秋天，一位2岁的患儿已经腹泻10余天，大便稀，一天6次。我根据四诊合参，诊为脾虚泻，治用健脾益气，佐以止泻之剂。方中选用白术为君，日量8克，佐用山药、茯苓、薏苡仁之类，药后患儿大便反而增多，1日10次。二诊改服参苓白术散加减，剂量加大意在止泻，服之大便仍不减。另一病案，患儿为哮证，以痰为主，兼有食少、便干。治用二陈汤加佛手、白术。服药2日，患儿大便稀，1日4次，腹鸣不适，要求更方，方用二陈汤，减白术，加苍术、白芍，服药3日痰去便整。另有一案，脾虚泻，同样用白术，仅将其用量减半，药后好转，不久病愈。通过这三则病案，我开始探索白术的临证应用规律。后有一便秘患儿，便干，3~4天1次，我用当归、黑芝麻之类治疗不佳，加用白术，3岁患儿，1天8克，服之便好转，再诊白术改为10克，大便略干，1天1次，再诊将白术更为12克。用药8天，大便稀软，1天1~2次。又诊，将白术减为6克，大便不稀。

通过多年对白术的临证应用，我细审观察，发现白术一药具有治泻与致泻的功能。治疗的关键在于辨证，重点是对患儿大便的明察，尤为重要的是用药剂量的权衡。所以说，治泻与致泻的剂量必须要掌握准确。应用白术的疗效如何，必注重患儿大便的改变。换言之，在临证运用白术时，需审准证，通过剂量的变化来观察大便的改变。治疗便秘，医家惯用泻药，长期服用会使孩子的脾胃变得虚弱，用大黄、芒硝、番泻叶等攻下之药，这些中药短期吃可能起效，但到后期就不行了，而且对脾胃损伤非常大，白术则不同，大剂量应用，不但能通便，还能健脾。

我在查阅中医古籍后，发现有关白术的研究，从《神农本草经》记"术"开始，到5世纪的南北朝，陶弘景著《本草经集注》将"术"正式一分为二，即白术和苍术做分别论述。其功用仍以健脾益气为主，与苍术均有燥湿健脾之功用。关于白术治泻与致泻的论述，医圣仲景早有论述，《伤寒论》第174条桂枝附子汤证云"若其人大便硬，小便自利者，去桂加白术汤主之"（附子、白术、生姜、甘草、大枣），从本条论述来讲，用药后大便不硬，此为白术之功无疑。加用健脾益气之白术，促进运化，濡润肠道而大便自通。白术会影响大便的干与稀，其实质仍是白术的用量大小问题。从《伤寒论》的白术四两，而在"辨发汗后病脉证并治第十七"："太阳病，发汗后，大汗出，胃中干……"一节来看，用五苓散，其中白术用量仅十八铢（约2克），方中君药泽泻为一两六铢（约4克）。相比之下，白术一味上治汗，中可治泻，下可通便。此为双向调节，关键是剂量的大小。故运用白术必审大便尔。

第十七节　佛手理气，除伏痰

佛手似乎与生俱来带着一丝仙气，因其名如"佛祖之手"，佛手被人们寄托了美好的愿望，佛手与"福寿"谐音，成为吉祥的化身。所以，在传统文化中，佛手多与石榴、仙桃组成三多纹饰——寓意"多福、多子、多寿"。佛手主要产于我国的福建、广东、四川、浙江等省，以浙江金华的佛手最为著名。相传北宋大文豪苏东坡，在杭州为官时，十分青睐金华佛手的芳香，金秋来金华北山脚下观赏佛手，高兴之余诗兴大发，欣然挥毫写下对联，为"沁人诗脾，清流环抱；香分佛果，曲径通幽"，颇具禅意。

佛手系芸香科柑橘属植物佛手的干燥果实。夏季盛花期，繁花满树，清香袭人。明代医家李时珍《本草纲目》："佛手，虽味短而香芬大胜，置笥中，则数日香不歇。"《浮生六记》："佛手乃香中君子，只在有意无意间。"天寒地冻、关门闭户的冬季，保持室内空气的清香，佛手是很好的选择。

佛手，味辛、苦、酸，性温，入肝、胃、肺经。《本草纲目》言

"佛手柑。气味辛，温、无毒、主治下气，除心头痰水煮酒饮，治痰多咳嗽煮汤，治心下气痛。"《滇南本草》云："佛手柑，气味辛、甘，平，无毒。治一切年久老痰结于胸中不散，煎此久服，可化痰、清火、延年。"佛手有疏肝理气、和胃止痛之功，药性平和，虽属辛苦而温之品，却无燥烈之弊，能入肺、肝、脾、胃四经，对诸气滞均可应用。

　　1980年以来，本人在临床中运用佛手主要治疗脾胃病和哮喘病的稳定期。随诊的徒弟多次问及，佛手治脾胃病易知，而治疗哮喘的稳定期，却不得其解。虽三言五语复之，但其中之疑尚需释之。当代临床用佛手的医者众，文献论述佛手的资料匮乏。有关佛手的药物学论述，大多一致，其味辛、苦、酸，性平，入肝、脾经。主要功能为理气止痛、消食化痰。根据佛手的功能，初用以脾胃证为主。从运用中体会佛手在调和脾胃病症方面，有其独特效能。据本人临床实践，佛手具有"上可进食，中可止痛，下可除胀"的功效。配石菖蒲治疗胃虚食少，配莱菔子治胃积不食，配龙胆草治胃热厌食，配麦芽治食少不化，配石斛治食少味淡，配山柰治胃寒脘痛，配青皮治胁胀，配乌药治脘胀。还有本人所创的小儿"进食散"，由佛手、龙胆草、白芍、麦芽、枳壳、石斛、山楂等药组成，主治小儿诸种厌食。除上述应用外，本文在研究小儿哮喘稳定期之治时，根据《本草纲目》和《本草从新》所记：佛手有"治痰气咳嗽"的功能。《随息居饮食谱》："醒胃豁痰，辟恶，解酲，消食止痛"。在一般本草中论述痰药，则重在化痰、祛痰、除痰、消痰、滑痰、涤痰、豁痰、下痰等方面针对外痰而拟。所谓痰气咳嗽，则另有其意。一般而论，咳嗽，乃指咳者有声、嗽者有物而言，临床习以止咳化痰治之，凡治嗽者皆离不开治痰之法。论中所治痰气者，则别有心裁。细嚼其字，痰气者，痰之气，即内痰，内痰乃痰之生成过程。形成之气谓痰，此无形。其有形者为质，即痰质，所谓的外痰，诸痰之治皆针对此痰。外痰易治，内痰难疗。从古代流传下来的"怪病生于痰""痰为百病之源""诸病皆生于痰"等论述，皆痰气内生作怪。哮喘病，素有夙根，根于肾不足，肾不足而虚，痰气有余而伏。因此，哮喘稳定期，当以扶肾之气、除伏痰之余为宗。

佛手善治痰气，所以对哮喘稳定期之治，成为首选之要剂。临床具有防哮作用的"益气固本胶囊"，其中佛手和黄芪、冬虫夏草为伍成为方中之要剂。在巩固哮喘的固哮方中，佛手和黄精、陈皮为伍，也是方中之要药。在文献和临床实践中，经常有对佛手和香橼的争论。有的药物学在佛手之后括入（香橼）。佛手和香橼也难怪相混，甚至互为替代。但本人所用佛手不可替代。虽然佛手和香橼同是芸香科柑橘属植物，而其中不同，一是佛手，一是香橼。两者在性味、功能方面也极相近，故佛手内除伏痰之功，远超于香橼。所到此，不能不顾及一点，中医治病，贵乎辨证，谙熟药性。清代徐大椿，字灵胎，是著名的医学大家，言道："用药如用兵"。《孙子兵法·势篇》："'故善战者，求之于势'，然诊病疗疾，亦有'势'，乃'病施，药势、愈势'也！"结合临床而言，治病取捷于精当之药石。识证知药为医所备。正如医圣仲景所言："观其脉证，知犯何逆，随证治之。"在临证中，医家只有灵活配伍，触类旁通，才能妙以"施治"，从而提高疗效。

禅意佛手可谓是果中之仙品，世上之奇卉，药食两用之佳品矣！

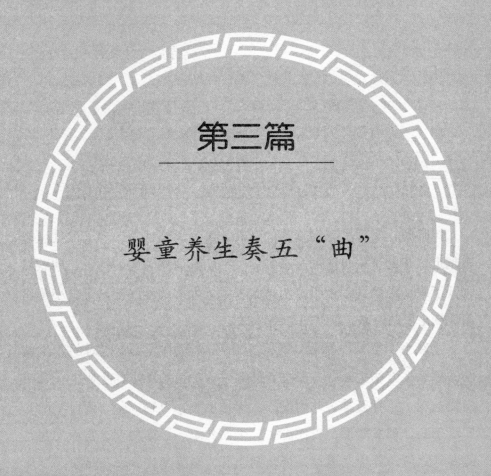

第三篇

婴童养生奏五"曲"

第一节　早春，护儿疏肝气

转眼间，又到了万物复苏的春天，天气逐渐回暖，春天的气息越来越近。想起了朱自清的《春》："一切都像刚睡醒的样子，欣欣然张开了眼。山朗润起来了，水长起来了，太阳的脸红起来了。小草偷偷地从土里钻出来，嫩嫩的，绿绿的……"。

"春生、夏长、秋收、冬藏"中蕴含了中医顺应四时的养生精髓。那么在万物生长、万象更新的春季该如何给孩子养生呢？《黄帝内经》载："春三月，此谓发陈。天地俱生，万物以荣，夜卧早起，广步于庭，被发缓形，以使志生，生而勿杀，予而勿夺，赏而勿罚，此春气之应，养生之道也；逆之则伤肝，夏为寒变，奉长者少。"历代医家主张春季调养要从精神、饮食、起居、防病等各方面做起，着眼于一个"生"字。

春天自然界都是呈现生机勃勃、欣欣向荣的景象，小儿的生理特点是"脏腑娇嫩，形气未充；生机蓬勃，发育迅速"，与春季的特点相得益彰，所以说春季调养对于孩子而言，尤为重要。中医认为春季在五行中属木，与肝相应，肝主疏泄，对于人体情志的调节起关键作用。春季一定要让孩子心情保持舒畅，不可给孩子过多的压力。有时候很多妈妈会问我："小孩也有情绪问题吗？"当然，答案是肯定的。不要认为孩子不会表达，也就没有所谓的情志问题了，通过我多年的临床实践观察，其实孩子也是有喜、怒、哀、乐，孩子会用他们自己独特的方式表达自己的情绪，比如四肢的运动、哭闹、大喊、大叫等。作为家长，应带孩子多做做户外运动，做一些益智类游戏，培养孩子积极向上、乐观的性格。

春季阳气初生，小儿的饮食要适当食用辛甘发散的食材，不宜过食酸收之味。中医认为："小儿脾常不足，肝常有余"，肝旺则克脾土，春季很容易发生肝气过旺的问题，所以对脾胃功能尚不成熟的小儿来讲，很容易产生脾胃运化无力，导致积滞、积食、腹胀、腹痛等证。甘味的食物能滋补中焦脾胃，而酸味入肝，其性收敛，多吃不利于春天阳气的生发及肝气的疏泄。可以给孩子多吃一些有助于阳气升发、滋补脾胃的食物，如韭菜、山药、大枣、花生、芡实等。如泡一杯山楂菊花茶，原料：山楂5～10颗，杭白菊3～5朵，泡水喝。春天肝旺克脾，小儿容易气急积食，本方可以明目生津、消积平肝、促进食欲。

春回大地，人体的阳气开始趋向于表，气血供应达于体表反而身体感觉困倦乏力，所以孩子在春天很喜欢睡懒觉。"动则不衰"是中华民族养生、健身的传统观点，早在数千年前，运动锻炼就已经成为强身防病的重要手段。"流水不腐，户枢不蠹"，如后汉名医华佗创立的"五禽戏"就是模仿五种不同的禽兽的动作，达到强壮不同脏腑的功用。睡懒觉不利于阳气的升发，多带孩子做做户外运动，舒展筋骨，呼吸新鲜空气，以助阳气升发。阳光和新鲜空气是孩子成长道路上不可缺少的重要因素，春天带孩子进行适当的户外活动不仅可以提高孩子的免疫力，还可以振奋精神，提高思维能力，促进胃肠蠕动，增进食欲，改善消化功能，有利于促进孩子的全面成长。

在衣着方面，春季气候变化较大，寒热交替较快，很容易出现忽暖忽寒的现象。俗话说"春捂秋冻"，"春捂"的时期应该是在早春，一般从3月初到4月中旬。"捂"的程度也应当因人因时而异，根据孩子的体质情况及天气的变化决定是否增减衣物。一般来说，"春捂"可以遵循以下原则：根据天气预报随时增减衣物；注意防寒保暖，以助人体阳气的生发，并抗御外邪侵袭；婴幼儿及体弱畏寒的孩子，清明前不可脱棉衣；"易感儿"更应注意防寒保暖，以防呼吸道感染或哮喘的发作；不可过捂，所穿衣物以在正常活动下孩子微微汗出为宜，根据实际情况而定，如果孩子的衣物穿得过多的话，捂得过厚或过紧，不仅不利于机体御寒，而且还会限制正常的活动。

俗话说："百草回芽、百病发作。"到了春季，万物复苏，细菌和病毒等也随之活跃起来了，加上寒热交替、街边随处飘扬的花粉，再加上孩子体内调节机制及外部保护不利等方面，均会导致各种小儿传染性及过敏性疾病的发生。如流行性感冒、小儿肺炎、麻疹、流脑、腮腺炎以及过敏性哮喘、过敏性鼻炎、过敏性紫癜、湿疹等疾病。

若防范及时可以减少上述疾病的发病率。悉心保育，防患于未然。孩子妈妈们不妨从以下几点做起：一是避免接触传染源。不带孩子到人员繁杂的公共场所，做户外运动的时候，要避免有花粉的地方，必要时外出给孩子戴个口罩。二是常开窗，让外面的新鲜空气流进屋内，常常保持室内空气的清新。三是加强锻炼，提高孩子的免疫力。

以下介绍几款适合小儿的春季药膳：

●菊花银耳粥

材料：菊花10克，银耳10克，粳米50克，白糖少许。

做法：将菊花洗净、银耳泡发去蒂，粳米提前浸泡约40分钟。准备好后，将粳米熬粥，当粥稠了之后加菊花与银耳，快熟时加少许白糖调味。

功效：此品有疏肝、养脾、润肺、安神之功用。

●黄芪防风防感茶

材料：黄芪10~15克、防风10克、鲜生姜3~5片，蜂蜜少许。

做法：将黄芪、防风洗净晾干，置于开水杯中，并加入鲜生姜用滚开水浸泡约20分钟，加入蜂蜜，分次当茶饮用。

功效：此品具有益气、祛风、防感的作用，适于体质薄弱，易于感风受寒感冒的孩子。

●桂花茶

材料：桂花3~8克。

做法：先将桂花用盐水反复清洗、沥干。再将桂花置入杯中，加适量开水，5~6分钟后即可饮用。

功效：此品具有平肝、暖胃、温阳之功用。

第二节　暑夏，清热多补水

《黄帝内经》载："夏三月，此为蕃秀，天地气交，万物华实；夜卧早起，无厌于日，使志无怒，使华英成秀，使气得泄，若所爱在外，此夏气之应，养长之道也。"夏天万物生长，茂盛华美，夏日昼长，夏季是自然界阳气生发最旺盛、生物生长最繁荣、最活跃的时期，人体也要与自然界阳气相应，顺其升发之性，使体内的阳气得到充分的宣泄和舒展。

如何才能让孩子安稳度过炎炎夏日呢？这是很多孩子家长向我询问比较多的问题之一。夏季炎热，常遇暑热之候，肌腠开泄，汗出亦多，人们喜食生冷、寒凉之物，以解暑热。其实不然，中医讲的是"生津止渴"，有夏月宜补气养阴的说法。一方面，夏天孩子出汗较多，体内的阳气遭到宣泄，阳气随着汗液的蒸腾排泄出外，这个过程必会消耗阳气。我在临床用药中，常讲"因势利导"，潜方施药一定要随着病势去施展，顺势而动。如果孩子在家中中暑出现高热，切忌用冰袋冷敷，那样做的结果就是把火热邪气遏制在体内，温病治疗讲

"卫气营血",四个疾病传变阶段,伏邪一旦内窜深入到了心包和心,就会出现高热、谵语、神昏等症状。可以用金银花露给孩子擦洗身体,利用挥发的作用宣散热毒。一旦出现夏日暑热伤津的情况,我主张此时应处处护固阳气,勿使太过,以防不必要的耗散。

如果孩子出汗过多,会伴有胸闷、心慌、气短,对于此种情形,我在临床中常用"生脉饮"加减,这是唐代药王孙思邈创造的方子,共三味药:人参、麦冬、五味子,是治疗暑热非常有益的方子。人参补中气,五味子收心气,麦冬清肺气,三药合用,一补、一清、一敛,此方极妙,具有益气复脉、养阴生津之功效。炎炎夏日,给孩子喝点生脉饮会有很多益处,同时还可增强免疫力。

西瓜不仅有很好的清暑、解渴的食用价值,而且还是一味常用的中药,中医把西瓜称为"天然白虎汤"。什么是白虎汤?这是汉代医圣仲景在《伤寒论》里的名方,是一个清热、生津、润燥的方子。它专门治疗中医的"四大"症状:大热、大渴、大汗、脉洪大。药物组成:生石膏、知母和甘草、粳米。如果孩子中暑,可以用天然的白虎汤来治疗,给孩子吃些西瓜,吃完以后就会起到热退、津生、汗收的作用,脉也能够得到平复!千万不要给孩子吃冰镇西瓜,因为冰镇会造成非常重的寒气,寒气会渗透到西瓜里,再把这种特别寒凉的西瓜吃到孩子肚子里,极大地加重了孩子的肠胃负担,伤害到脾胃功能,损伤阳气,极易导致小儿腹泻。先伤到中焦脾胃,寒气入肺,孩子就会出现鼻塞、流涕、咳嗽等症状,严重的话,还会有很多过敏症状,甚至会出现皮肤瘙痒,诱发小儿哮喘。我常常叮嘱孩子家长,给孩子的饮食宜平和,不宜太过。

中医讲"生津止渴",就是当所饮用的水分转化成你自己的体液，也就是中医所说的"津液"时，这样才能解渴；如果饮用了大量的水，不能转化成体内的津液，就会越喝越渴，反而加重了脾胃的负担。其实大多数家长都有这样的经验，骄阳似火，烈日炎炎，当你特别口渴的时候，究竟是喝冰镇冷饮解渴，还是喝一杯开水解渴呢？

在这里，我再给孩子家长推荐一个常用中药——西瓜翠衣，俗话说就是西瓜皮。可不是西瓜的外皮啊，而是西瓜瓤和西瓜外皮中间的那部分，绿色的瓜条。其性味甘凉，把它晒干入药煎，能收到很好的清热解暑效果。《饮片新参》云："清透暑热，养胃津。"其实我们可以把它作为一个很好的夏日小凉菜。我们在家里吃完西瓜后，把外面那层硬的绿皮削掉，内侧红色的瓤刮干净，然后把它切成细丝，在上面撒些盐，然后把水挤干净。再调点醋、香油，放点蒜，一拌，就是一道很好的清热、解暑、爽口的凉菜。在家里，给孩子呈现这道凉菜，既简便又实用，孩子家长可以试试。

入夏之后，应注意小儿饮食和营养，增强体质，保持住房空气流通与凉爽。倘若平时能采用清热降火的食疗方调节，或适当选用一些中药足浴，能起到很好的祛暑清热的效果。下面介绍几款小儿夏季药膳：

●荷梗二皮饮

材料：荷梗5～10克、冬瓜皮10克、西瓜皮10克。

做法：将三者洗净，入锅中加水煎，以此代茶饮。

功效：荷梗清热解暑，冬瓜皮利湿消暑，西瓜皮清热解暑、止渴，三味同煎，清热解暑的作用得到增强，对小儿夏季暑热有良好的治疗效果。

●荸荠萝卜饮

材料：荸荠80～100克，红萝卜80～100克。

做法：将二物洗净，放入锅中，加水适量，煎汤代茶饮，每日可不拘时服。

功效：本膳有养阴生津，清热解毒之功效。适用于小儿夏季高热日久出现津液亏伤等症。

● 益气保津饮

材料：五味子5～8克，西洋参5～8克，龙眼肉5～8克，冰糖8～15克。

做法：将五味子洗净，去杂质；西洋参浸透切片；龙眼肉洗净，去杂质；冰糖打碎成屑。将五味子、西洋参、龙眼肉、冰糖屑同放炖杯内，加入清水约300毫升，将炖杯置大火上烧沸，再用小火炖煮25分钟即成。

功效：五味子具有敛肺滋肾、生津敛汗、宁心安神的功效；西洋参具有补气养阴，清热生津的功效；龙眼肉具有补益心脾、养血安神的功效，《本草纲目》云："龙眼大补"，"食品以荔枝为贵，而补益则龙眼为良"。上述三味药合用，共同达到益气生津、养心安神、补益肝肾的功效。

第三节　秋季渐凉，防肺燥

大暑过后，按二十四节气就到了立秋，立秋是秋天的开端。秋季，指中国农历七、八、九月，包括立秋、处暑、白露、秋分、寒露、霜降六个节气。俗话说："一夏无病三分虚"，度过了炎炎夏日，怎么才能让孩子平稳度过秋天呢？

《素问·四气调神大论》说："秋三月，此谓容平，天气以急，地气以明。早卧早起，与鸡俱兴，使志安宁，以缓秋刑，收敛神气，使秋气平，无外其志，使肺气清。此秋气之应，养收之道也。逆之则伤肺，冬为飧泄，奉藏者少。"立秋过后气温逐渐变凉，正应"白露秋分夜，一夜冷一夜"。中医认为，秋主收，燥为秋之主气。在秋季养生中，宜嘱孩子早睡早起，可收神蓄阴。早睡以利养阴，早起以利舒肺，呼吸新鲜空气，使机体津液充足，精力充沛。饮食宜清润，以补益肺津。在临床中巧用药物，以润燥保肺。中医讲"春夏养阳，秋冬养阴"，《管子》说："秋者阴气始下，故万物收"。在多年临证中，我主张，小儿秋季养生必须注意保养内守之阴气，凡起居、饮食、精神、运动等方面调摄皆不能离开"养收"这一原则，以防"肺燥"。

在精神情志方面，应使孩子心志安宁以保平容。尤其我国东北地区，秋季日照逐渐减少，秋气肃杀，草木凋零，常常会产生凄凉、忧郁的情绪，故有"秋风秋雨愁煞人"之说。家长常常不解地问我："小孩也有情志问题吗？"我答："当然有。而且还很重要，应予以重视！"前文中也谈了重视小儿情志的重要性。我在多年的临证中得出，孩子的养护应重视情志的舒畅，才能有利于生长发育。此时，孩子家长应在家中营造轻松愉悦的气氛，使孩子内心宁静，神志安宁，为孩子排解不良情绪，收敛神气，以适应秋天的平容之气。

在饮食上主清润，养肺阴。《素问·脏气法时论》："肺主秋……肺欲收，急食酸以收之，用酸补之，辛泻之。"酸味主收敛肺气，辛味发散泻肺，所以说秋天宜收不宜散，要让孩子尽量少吃葱、姜、蒜、韭菜、辣椒等辛味之品。秋燥津液易伤，引起咽、鼻、唇干燥及干咳、声嘶、皮肤干裂、大便燥结等燥症。秋季燥气当令，易伤津液，故饮食应以润肺滋阴为宜，可适当食用酸味果蔬，如枇杷、梨子、葡萄、萝卜、冬瓜、鸭肉、芝麻、糯米、蜂蜜、乳品等柔润食物，以益肺生津。

补肺首选杏仁。按中医的理论，时脏对应，秋季属肺。立秋后是养肺、补肺的最好时节。补肺的还有银耳、百合、柿饼、枇杷、荸荠等。而当季最好的，非杏仁莫属。杏仁分甜杏仁和苦杏仁两种，甜杏仁滋润补肺功效更强。《本草纲目》载杏仁的三大功效：润肺、清积食、散滞。杏仁具有润肺、止咳、滑肠等功效，对干咳无痰、肺虚久咳等症有一定的缓解作用。杏仁最好与薏苡仁按适量比例一起熬粥，温热时喝，有滋养缓和之效。可以当零食吃的烤杏仁也能给孩子适当吃一些。甜杏仁一般在超市都能买到，但是苦杏仁一般在中药店出售，必须在专业的医生辨证指导下给孩子服用。

"少辛增酸"是中医关于秋季饮食最重要的原则之一，秋天要多酸，就是要多吃酸的水果，比如橘子、山楂、苹果等，而要少吃甜味的西瓜、甜瓜等。新鲜的葡萄，正是"酸"味的佳品。葡萄有益气补血、生津止渴、健脾润肺之功用。初秋时多吃还能帮助孩子排毒，解内热。白葡萄有润肺功效，适合干咳、无痰、声嘶、便干的孩子食用。而黑葡萄滋阴、润肺、养肾的功效更为显著。但也不可让孩子吃得太饱太撑，以免造成肠胃积滞，损伤脾胃。

拥有"百花之精"美名的蜂蜜，中医认为有养阴润燥、润肺补虚、润肠通便、养脾气的功效。在家中，家长可以将适量蜂蜜直接调入温水中，也可以与鲜榨的果汁混合，供孩子饮用。蜂蜜也可和时令水果相拌，味道鲜美，孩子也会非常喜爱的。比如将雪梨挖去核，倒入蜂蜜封盖蒸熟，既简单又实用，能有效补肺阴，起到保肺养阴的作用。

五汁饮是比较经典的一款养生茶，将梨汁、荸荠汁、鲜芦根汁、麦冬汁、藕汁各等分，将5种汁放入锅内，加水适量，置大火上烧沸，改小火煮20分钟即可。五汁饮中所用的梨具有生津润燥的作用，是防止秋燥的首选水果，尤其以雪花梨为最好。莲藕的生品具有清热生津的作用，麦冬和芦根也是常用的中药，能够滋阴润肺、益胃生津。荸荠又有"地下雪梨"的美称，能够润肺生津，特别适合于小儿秋燥伤肺引起的口干咽燥。

肺与秋季相应，肺喜润恶燥，秋燥之气与肺喜润之性相悖，所以秋燥之气最易伤肺。支气管炎、支气管肺炎、支气管哮喘等小儿肺系疾病往往在秋季复发。所以说小儿应季养生，才能更好地适应季节变化，安度金秋，养肺润燥为第一要义！

第四节　寒冬，养儿宜进补

《黄帝内经》曰："万物皆生于春，长于夏，收于秋，藏于冬，人亦应之。"可见，春生、夏长、秋收、冬藏，既是四季农作物生长的一般过程，更是人体顺应四时养生的一般规律。古人言冬三月是"生机潜伏，阳气内藏"的时节，此时，一些动植物及昆虫会以不同的方式储备能量相继进入冬眠状态，以休养生息抵御寒冬，并为第二年春季的来临做好准备，人类亦是如此，在冬季阶段更要讲究"养藏之道"。

说到这里，大家多会想到冬季进补这个话题，没错，这也是我国民间的传统习俗。冬季是匿藏精气的时节，该季的气候特点是以寒冷为主，此时为了维持体温恒定，抵御严寒，增强抗病御邪之力，人体脾胃对水谷精微的运化功能相对增强，食欲有所增加，对能量及营养的需求也会增多。因此，顺应冬季气候及人体自身需求特点，适当进补不仅能御寒，提高机体的抗病能力，也是在给人体储备能量，并为明年开春乃至全年的健康打下基础，故民间流传有"三九补一冬，来年无病痛"的俗语。但说到进补，男女老幼皆有别，所系我为中医儿科大夫，就谈谈寒冬季节的小儿应如何"进补"。

　　大家熟知的进补方法：一是食补，二是药补。俗语说："药补不如食补"，现代人对食疗养生越来越重视，对于小儿的养生保健更是如此。寒易伤阳，而冬季气温过低，饮食应多以温性、热性食物为主，确保阳气的充足，才能提高机体的耐寒能力，这类食物往往热量较高，所含成分以蛋白质、脂肪及糖类为主，人体食用后经消化吸收，分解代谢，可为机体提供充足的能量。同时，寒冷的天气，人体自身腠理关闭，会减少热量及汗液外泄，以维持体温的恒定，这时水液代谢的方式主要以尿液的形式排出体外，而尿液的生成及排泄又赖于肾阳的蒸腾气化得以实现，且肾藏元阴元阳，肾之元阴乃一身阴液之根本，肾之元阳乃一身阳气之根本。故而，温补肾阳也是冬季进补的重点之一。据此，冬季要让孩子适当增加主食的种类，如高粱、玉米、红薯等，多吃些牛肉、鸡肉、鱼、虾等肉类食物及奶制品、豆制品等，做菜时还可酌加八角、小茴香、桂皮、花椒等重味辛热之类可温补阳气，增加食物的口感，充分调动人体的食欲，而且食物中富含的蛋白质、脂肪、糖类及钙、磷、铁等多种营养成分，不仅能补充机体因冬季寒冷而消耗的热量，还能益气、养血、补虚，对身体虚弱的小儿尤为适宜。对于人们常提的羊肉、狗肉、海参、鲍鱼、林蛙等，虽是大补却因过于温燥不适宜给儿童食用。因小儿本就"阳常有余，阴常不足"，也就是我们俗称的"火力旺"，像是冬日里的小太阳，而上述之类更适合阳气不足之中老年人食用。小儿脾常不足，常食此类肥甘厚味之品会影响脾胃运化，加重内热，甚至会出现性早熟的迹象，此非危言耸听，各位家长朋友一定要引起重视。

冬季虽适宜进补，但天干气燥，也要注意营养的均衡摄入，水果蔬菜自然必不可少，但要少吃偏凉性果蔬，多吃些应季的、性平或温的、能滋阴润燥的、富含粗纤维的果蔬，比如苹果、梨、桂圆、荔枝、胡桃肉、芹菜、南瓜、大白菜、冬笋、胡萝卜、白萝卜、海带等，有润肺益气、健脾助运、增进食欲、解毒通便、祛病强身的作用，其所含有的维生素C、维生素A和矿物质还可增加人体的耐寒能力和对寒冷的适应能力。冬季气温低，日照时间短，北方孩子多选择室内活动，接受太阳照射的时间也随之减少，容易出现维生素D缺乏，因此家长们可以在儿童的膳食中增加一些富含维生素D的食物，如海鱼、动物肝脏、蛋黄及瘦肉等。食盐可使人体产热功能增强，对人体御寒也很重要，所以冬季一般家庭做菜口味会略偏重些，但要适当控制，成人每日摄盐量以不超过6克为宜，儿童需酌减。

还有一类食物也是适宜冬季进补吃的，那就是坚果。坚果属于植物的种子，当中蕴含着植物萌发生长所需的各种营养成分及一些抗氧化成分，营养价值非常高，适合在冬季用来给小儿补充营养，同时坚果中的油脂成分还有润肠、促进排便的作用，可有效预防冬季小儿便秘。不过需注意，坚果多以颗粒为主，对于年龄小的孩子建议打碎后做成糕点或拌入粥糜食用，以免颗粒呛入气管发生危险。大一些的孩子虽可正常食用，但只能作为正餐的补充，过多摄入会引起饱腹感，而影响正餐的食用。

以上虽讲了冬季小儿宜进补，但也必须强调进补不能盲目，在小儿感冒或其他急性病期间，小儿自身脾胃功能较弱，饮食宜清淡、易消化、少食多餐为主，待急性病治愈后再逐渐适量添加一些健运脾胃、富有营养的食物，否则会使疾病迁延难愈。冬季进补虽为常态，但有些小儿平素家长喂养不当，形成食积内热体质，出现颊赤、目眵增多、口唇干红、口中异味、舌苔黄厚、手足心热、大便干、小便黄等表现，即人们常说的"孩子食火太大"时，也不可随意滥补，应先行调理，否则会加重内热体质。

冬季除进补外，在注意保温的前提下，适当地进行体育锻炼和户外运动也是有益的，可促进人体新陈代谢，加快全身血液循环及胃肠道对饮食物的消化吸收，使营养物质被合理利用，达到补而受益的目的。通过以上介绍，希望家长朋友们对冬季小儿宜进补辨证来看，切勿盲目，同时适当的运动也是必不可少的，为了孩子的健康成长，愉快地过冬，家长们一同努力吧。

第五节　四季脾旺，不受邪

　　"四季脾旺不受邪"出自医圣张仲景的《金匮要略·脏腑经络先后病脉证》一篇，从字面上不难理解此句所要表达的意思为：平素保持脾的功能健旺，可增强机体的抵抗能力，远离病邪的侵扰，人不易病，即说明"脾"与人体抵御疾病能力之间存在着一定联系。中医谈脾往往捎带着胃，二者一脏一腑，互为表里，关系密切。关于脾胃的论述，由来已久，自我国较早的医学典籍《黄帝内经》至今，无不重视脾胃学说的研究。

　　对于非中医学人士，想要对此节有所领悟，需要跳出惯性思维。中医所讲的脾胃，就生理和病理而言，包含了人体的消化系统、内分泌系统及免疫系统，并非是我们在人体解剖图谱中看到的脾脏和胃两个独立的器官。古人言"肾为先天之本""脾为后天之本，气血生化之源"，即人之生靠两天，一是先天在肾，肾藏精，秉承父母先天之精气而化生，乃人体生命之源，脏腑之根本，主人体的生长、发育和生殖；二是后天在脾，可运化水谷精微，化生气血，输布滋养全身。

脾之健运有赖肾的温煦蒸化才能发挥正常作用，而肾为先天之本，又需后天脾所运化的水谷精微不断充养。《傅青主女科》中言："脾为后天，肾为先天，脾非先天之气不能化，肾非后天之气不能生。"可见二者是相互滋助，相互促进的关系。既然对标题的字面含义有所掌握，还需深入挖掘，为什么脾旺可以远离病邪？这就要从脾的功能开始说起。

脾的一个重要生理功能就是主运化，包括运化水谷和运化水液。每日人体吃下去的饮食物首先由胃进行受纳腐熟，然后通过脾的运化转输作用，将水谷化为精微，上输于心肺，化生气血，输布营养全身，并为五脏六腑及各组织器官提供充分的营养，可使各脏腑功能旺盛，身体强健，"脾为气血生化之源"也由此而来。反之，若脾的运化水谷精微功能减退，消化吸收功能就会出现异常，则可见腹胀便溏、食欲不振、肢体倦怠、少气懒言以及气血不足等病理表现。人体的水液代谢，需肺脾肾三脏协同完成，水入于胃，经脾转输作用上输于肺，经过肺的宣降作用，外达皮毛化生汗液，以润泽肌肤，下输于膀胱，经肾的气化作用，化生尿液排出体外。可见脾对水液具有吸收、转输和布散的作用，是参与人体水液代谢的一个重要环节。脾主运化水液的功能正常，则人体中的水液代谢就能正常进行，可防止体内水液异常停滞积聚为患，否则，水液停留不化，可生痰、饮、水湿等病理产物，而见腹泻、便溏、水肿等病理表现，故有"诸湿肿满皆属于脾"一说。

脾胃归属于五行中的土，位居中央，兼顾四方。古人认为土乃万物之母，是生发万物之根本，可见古人对脾胃的重视。人体五脏与五行相对，生克制化，关联密切，脾胃受损，运化不足，很容易影响其他脏腑，所以又有"脾胃一伤，四脏皆无生气"的说法。脾主升清，脾气上升，水谷精微等营养物质才能输布到达全身发挥其濡养作用，故脾以升为健。胃主降浊，食物入胃，经胃的受纳腐熟后，必须下行到小肠，才能进一步消化吸收，故胃以降为顺，脾胃又同居于中焦，是人体气机升降的枢纽，因此脾胃健运，各脏腑才能和顺协调，元气才得以充沛。脾的最后一个生理功能就是主统血，即统摄、控制血液在脉道中正常运行，不致溢出脉外，造成出血。此项功能主要依赖于脾气的健运来实现，归根结底与脾主运化的功能是分不开的，若脾气虚衰，统摄无权，则血溢脉外，可见月经过多、崩漏、便血、尿血、肌衄等"气不摄血"之症。

由此可知，脾胃健旺则全身安，人不易病；脾胃虚弱则全身摇，百病峰起。小儿的生长处于不断的动态变化中，其五脏六腑成而未全，全而未壮，又以肺脾肾三脏不足为著，对于小儿来说，要想脾胃健，注意喂养是关键，需做到"乳贵有时，食贵有节"。然而现在的家长多反其道而行，追着孩子喂养，盲目地认为吃得越多越好，殊不知，小儿脾胃功能虚弱，饥饱不能自调，长期喂养过多，就会生"食积"，食积不化可生热化火伤阴，出现颊赤、目眵增多、口唇干红、口中异味、手足心热、舌苔黄厚、大便干、小便黄等表现，还可造成脾胃气机的升降失调，出现腹胀、腹痛，婴幼儿常因此而哭闹不安，家长却浑然不知此乃食积惹的祸。此外，食积还可化痰，如古代文献早有记载"伤乳过多，反从湿化，湿热相兼，吐痰之病作矣"，小儿食积日久者，甚至会出现厌食，从而导致营养不良而逐渐消瘦，引发疳积。在医学上，对此类食积内热的孩子要早发现、早关注、早纠正、早治疗，而且还需留意其可能引起的各种疾病。所以，治疗上不要盲目地消积去火，还要扶其脾胃之气。一者治标除疾，二者扶元正气，以保孩子常安无恙。古人常说"若要小儿安，常需三分饥与寒"，可见忍一分饥，胜服补脾之剂。

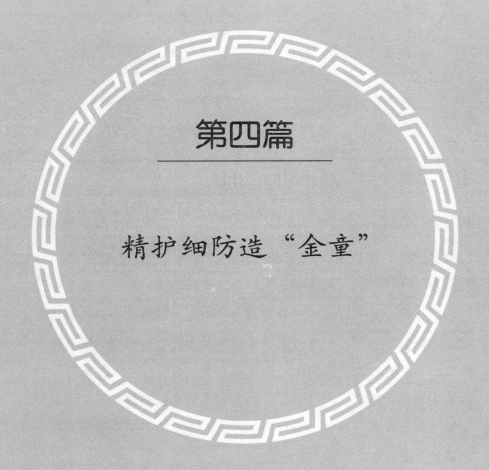

第四篇

精护细防造"金童"

第一节　若要小儿四时安，
　　　　需忍三分饥与寒

　　忍点饥、受点寒，历代儿科医家都视为育儿的金科玉律。公元1294年，元代著名儿科医家曾世荣在《活幼心书·小儿常安》中说："四时欲得小儿安，常要三分饥与寒；但愿人皆依此法，自然诸疾不相干。"到了明代，医家万密斋针对当时的社会育儿过分强调暖衣、饱食，在《育婴家秘》提出"若要小儿安，常受三分饥与寒"。当今物质生活极大丰富，家长给孩子喂养的食物也越来越繁杂，"常受三分饥与寒"在当今育儿中更具现实意义。要想孩子平安健康，就不能给孩子吃得太饱、穿得太暖。

　　在明代医书《育婴家秘》中有云："小儿初生，肌肤未实，不可暖衣，暖甚则令肌肤缓弱，宜频见风日。若不见风日，则肌肤脆软，易得损伤。当以父母着过破絮旧衣，勿加新绵，天气和暖之时，宜抱向日中嬉戏，数见风日，则血凝易刚，肌肤坚实，可耐风寒，不致疾病。若藏于帐帏之内，重衣温暖，譬如阴地草木，不见风日，软脆不任风寒。当以薄衣，但令背暖。薄衣之法，当初秋习之。不可卒减其衣，否则令中风寒。所以从秋初习之者，以渐稍寒。如此则必耐寒，冬月但着两薄褥一复裳耳。若不忍见其寒，适当略加尔。若爱而暖之，适所以害之也，又当消息，勿令汗出。如汗出则表虚，风邪易入也。昼夜寤寐，当常慎之！"中医认为，小儿是纯阳之体，新陈代谢旺盛，需要的营养物质相对较多，日常的进食量只要能满足平时代谢需要就可，万不能吃得过饱，食用过当势必会造成孩子的脾胃负担。伤食则积热，热则伤阴，故体内阴阳失调，病由之而生。小儿肺脏娇嫩，形气未充，易受外邪侵袭，若孩子衣着过多，内热从生，灼灼汗出，腠理处于开放的状态，易为风邪侵袭而发病，病邪窜入体内，易生疾患，所以穿的越多的孩子反而越容易感冒咳嗽。

对于孩子的喂养，家长可谓是煞费苦心，殚精竭虑。对生活条件优越的大多数城市家庭来说，给孩子吃饱穿暖早已不成问题，如今的孩子简直就是被极其丰富的衣食所包围。家长恨不得把超市里好吃的都要买回来，我在平时临证中，常嘱家长喂养勿太过。小儿的脾胃发育尚未成熟，尚且脆弱，如果吃得稠黏干硬、酸咸甜辣对其均有伤害。鱼肉、水果、湿面、烧烤类都是难以消化的食物，应适量食用。现在很多都是独生子女，不可娇生惯养，一味地姑息放纵孩子，怕孩子哭，所以什么都给孩子，以至于生病，悔之晚矣！所以，娇生惯养的孩子一般都多病。比如孩子出现吃鱼虾蛋过敏的状况，那么就不要刻板地一定要吃够蛋、鱼虾等食物才作罢。而且，孩子如果出现不太爱吃饭，吃饭不多的情况，家长也不要逼着孩子一定要吃下去，任孩子去，如果孩子下顿饿了，自然会吃，这就是"饥饿疗法"，去激发孩子的食欲。还有，不要给孩子吃太多零食，这样会严重影响孩子正餐的进食状况。而且,强喂孩子,会出现积食的状况,反而"不美"。"已饥方食,未饱先止",这是养生学中的重要理论之一,不仅适合成年人,更适合孩子。孩子消化系统比较娇嫩,不能吃得太多,而是维持"七分饱,三分饥"。

民间关于养儿的顺口溜:"一把蔬菜一把豆,一个鸡蛋一点肉;鱼生火肉生痰,萝卜白菜保平安;少喝饮料多喝水,煎炸熏烤伤脾胃;缺锌缺铁儿常见,调理脾胃是优先;有病没病吃小药,正当病时失疗效。春捂秋冻,穿衣五法:背暖肚暖足要暖,头和心胸却须凉。"

在当代,我们的家庭条件都非常好,空调被广泛使用,让孩子很少接触到真正的气候变更,皮肤的预警系统是很难建立起来的,天气稍微一变化,就会生病。所以,家长对于孩子穿衣的标准要观察自己孩子的反应,如果孩子出汗了,可能就是穿多了,那么这时候就别脱衣服,赶紧躲到避风的地方,等汗都下去之后或者擦干后,再减下衣服,下次记得要少穿一件。这个"适度"应该怎么掌握呢?孩子安静状态时,摸摸孩子的手,如果稍有点儿凉,手心不热,再摸摸背上没有汗,那就是穿得正好;如果手心热乎乎的,背上有汗,那就是穿多了。

我主张,"三分寒"锻炼孩子的抗寒能力。有人做过调查,生活在寒带的人要比生活在热带的人寿命长得多。一个健康者,如果平时能"带三分寒"有利无弊。感冒一般由外感风寒而来,小儿本身就较成人易患感冒,这主要是由小儿的内在因素决定的。如果孩子家长平时能经常对孩子进行耐寒训练,使孩子体内慢慢产生抗寒能力,感冒的患病率同样能降到最低限度。提高孩子机体对气温变化的适应力,增强抵抗力,耐寒锻炼的方法很多,有空气浴,冷水浴,冷水洗脸、洗手、洗脚,开窗睡眠,户外活动等,所有这些方法,以小儿不出现皮肤苍白、口唇发紫、起鸡皮疙瘩为度。

　　在临床中，我发现衣着过多的小儿反而会时常患感冒，穿得过暖，孩子容易出汗，出汗后反而容易受凉。而衣衫单薄的小儿却很少患病，原因就在于他们已经获得对冷热空气变化的适应能力，经得住耐寒锻炼。所以，平时让小儿常"带三分寒"是大有好处的。我认为对于孩子的耐寒锻炼，是很有必要的，不要把孩子培养成为"温室里的花朵"，让孩子长成参天大树，可耐得住风雨！

第二节　宝贝偏食莫纵容，
　　　平衡饮食是关键

　　我在"保赤堂"出诊时，很多孩子妈妈问我："王爷爷，我家宝贝挑食不爱吃青菜怎么办？"孩子挑食可谓是很多家长的烦心事：孩子平时挑食，有的坚决不喝牛奶，有的坚决不吃青菜，有的一见鸡蛋就噘嘴，有的吃到牛肉就要吐……相反，那些所谓的"垃圾"食物，比如蛋糕、糖果、饮料、炸薯片、饼干、方便面……几乎都是孩子们的最爱。

　　现在的生活越来越好，物质极大丰富，但孩子却越来越难养了。小儿脾胃虚弱，发育尚未成熟，免疫力低下的孩子越来越多，而挑食厌食几乎成了普遍的现象。喂养孩子不应培养成"温室里的花朵"，不要一味地取悦孩子，给孩子吃各种自己觉得好吃的零食，有的家长认为小孩子天生就该吃甜食，做食品的时候故意加入白糖，给孩子吃含有各种添加剂、糖、香精、增味剂的加工食品。孩子一旦习惯这样的味道，往往就会追求甜鲜香浓等味觉刺激，不肯再接受天然食物的味道。儿童期的饮食是一生口味形成的基础，小时候挑食的孩子很可能会把这个坏习惯持续一生，影响他们的终身健康。拒绝很多富含营养的新鲜食品，偏爱高脂高糖的食物，带来的直接后果就是儿童营养的不平衡。孩子的味蕾敏感度远远超过成人，他们即便从淡而无味的母乳中，也能喝出香甜的滋味来。实际上，过多的味精、鸡精之类的调味品会干扰婴幼儿的饮食平衡。我主张，1岁以内的孩子，无需给过多的盐和糖，饮食清淡是关键。如果不给人工调味食物，连甜味的果汁也稀释到淡甜再喂孩子吃，那么孩子会非常喜欢胡萝卜泥和蒸南瓜的淡淡甜味，喜欢玉米糊和米粥的清香味。孩子家长应当从6个月起，循序渐进地给孩子尝试各种各样的清淡天然食物，培养孩子自然而然地接受各种食物的原味，这样才能更有利于孩子的生长发育。

孩子偏食另一个最重要的原因，就是周围环境的影响。周围人对食品的各种议论，都会无意中被孩子听到。孩子特别容易受同龄人的影响，看到电视上繁多的有趣零食广告，很容易接受。还有家里父母的饮食习惯也能影响孩子，如果父母偏食，喜吃大鱼大肉，孩子也会慢慢养成爱吃肉、不爱吃青菜的习惯。

我在临床常常会遇到一些孩子，就是严重挑食，几乎不吃青菜，只喝奶、吃肉，尤其喜欢吃炸鸡、肉丸之类的食物。虽然他们喜欢吃肉，却非常的消瘦，令家长百思不得其解。而且渐渐发现孩子变得爱生病，常常稍微多吃一些就积食便秘，感冒发热也成了家常便饭。长此以往，孩子的免疫力就会变差。

只有坚持合理的饮食搭配，孩子才能养成良好的饮食习惯，身体也才能越来越好！食物的多样化、均衡性，饮食的适度化、个体化是平衡饮食的关键。

一位愁眉苦脸的孩子妈妈说:"宝宝的饮食习惯不好,喜欢吃零食,就算不给他吃零食,也吃不到半碗饭,也不爱喝粥,挑食习惯严重,芹菜、胡萝卜觉得味道不好,清蒸的菜基本不吃,说没味道,像我家宝宝这种挑食现象可怎么办啊!"对于孩子一些不好的饮食习惯,爸妈不能单一地说教,如果孩子不吃某些食物,既不要大惊小怪、过分批评,让孩子产生抵触情绪,也不能纵容肯定,强化挑食行为。孩子挑食偏食是令许多家长十分头痛的问题,有时候家长也要反思一下,是不是这些食物烧出的味道不好,让孩子不喜欢了,要是这样的话,家长可以将这种食物巧妙地"隐藏起来",混在他喜欢的食物中烧给孩子吃。例如孩子不爱吃胡萝卜,那就把土豆、萝卜一起压成糊状,拌到肉里,做成肉丸,这样孩子就会接受了。掌握了这个烹调秘诀,不怕孩子不买"大厨"的账!

另外,要让孩子不挑食、不偏食,爸妈也要以身作则,所以家长在吃饭时一定要装出什么都爱吃,吃得津津有味的样子。这样孩子也能养成良好的饮食习惯,以达到营养的平衡。还有孩子好奇心较强,很容易受到电视广告的影响。家长要尽量让孩子避免接触垃圾食品的广告。家长切忌在孩子进餐时恐吓、责骂或以其他方式惩罚孩子,因为恐惧、担忧、愤怒等负面情绪会直接影响孩子的食欲。家长应善于营造就餐时的快乐气氛,使孩子心情愉快,乐于进食。

所以说,宝贝"偏食"莫纵容,平衡饮食是关键!

第三节　孩有明眸皓齿，
方能焕发金灿颜

　　三国时期魏国的曹植《洛神赋》中云："丹唇外朗，皓齿内鲜，明眸善睐，靥辅承权。"这就是"明眸皓齿"的由来，指明亮的眼睛，洁白的牙齿，多用来形容容貌美丽的女子。我觉得，小儿"明眸皓齿"是十分必要的。达·芬奇说过"眼睛是心灵的窗口"，意思是眼睛能够体现一个人的心灵。通过观察小儿的眼睛，能够传递很多临床信息。《黄帝内经·灵枢》："五脏六腑之精气，皆上注于目。"眼睛与脏腑经络的关系非常密切，它是人体精气神儿的综合反映。

　　现在的孩子学习压力大，要长时间地看书，日常休息的方式也变得单调，甚至有的孩子长时间捧着手机玩游戏，看动画片，眼睛自然会疲劳，经常会出现眼睛疲劳、干涩、视力下降的现象，所以说，小儿的眼睛保健十分重要。那么中医疗法是如何进行眼睛的保健呢？我在临床中，常常教给家长一些眼睛保健操，中医的五轮八廓学说，首先学会热敷手法，热敷可以明目。其次对眼周各个穴位进行指压和按摩，主要采用疏泄手法，因为"肝开窍于目"，眼是肝的开窍之处，而肝喜疏泄。另外，还可以循经按压孩子的肝、肾二经，敲胆经，开膀胱经，可以起到很好的聪耳明目作用。如果家长给小儿推拿，一定要掌握力度。孩子的皮肤比较娇嫩，眼睛周围的皮肤更是如此，所以用力要轻，按摩者的力气太大有可能会让孩子出现"熊猫眼"。中医讲，肾、肝二经等都是联系在眼睛和足之间的通道。首先是太溪穴，位置在内踝高点和足跟跟腱之间的凹陷中。家长用拇指上下按揉孩子这个穴位，不宜过于酸胀，2~3分钟即可。其次是太冲穴，位置在足背第一、二跖骨结合部之前的凹陷中，用拇指按揉2~3分钟即可。这样通过对足部的保养，可以刺激孩子体内的经脉更好地濡养眼睛。

到底什么食物能给孩子护眼呢？这也是在临床中，经常有家长问我的问题之一。中医讲"酸甘化阴"，酸味是入肝养肝的，酸甘可以滋养肝阴。鸭梨沾点白醋，这是广东潮汕人春季保肝明目的小窍门。无论大人还是孩子，只要肠胃没问题，都可以使用这个偏方。保养眼睛，也要讲究因时因地制宜，比如春季容易肝火过旺，烦躁易怒，小儿在春季更容易眼睛发涩、发干，是因为肝旺导致火气上扬，"肝开窍于目"，肝的疏泄直接影响到眼睛的健康。在茶余饭后，给孩子来上一壶杭菊茶，可以起到很好的清肝明目的作用。也可将适量的绿豆放在锅中煮熟成粥，喂给孩子，也可以较好地养肝护肝。

对于小儿的眼睛保养，我还提倡"观绿养目"。根据五行理论，肝对应青色，肝开窍于目，调肝就能养目。青色对肝有调养作用，所以说看绿色能够调养肝。在春意盎然的时候，带孩子去公园或者郊区走走，踏踏青，观赏美景，可以起到很好的养肝明目的效果。

《黄帝内经》云："女子七岁，肾气盛，齿更发长……丈夫八岁，肾气实，发长齿更。"意思是女子七岁对应男子八岁，此时都是肾气足了，开始换牙、长头发。牙齿和头发都属肾管辖，所以人的头发好不好、牙齿好不好，都是肾精足不足的外在表现。中医理论认为，肾"主骨生髓"，而"齿乃骨之余"，意思就是说，牙齿的功能与肾脏的功能有着密切的联系。如果孩子牙齿久落不长，也可能是肾气亏虚所致，治疗和预防都可从补肾入手。

　　爱牙齿，先养肾。牙齿健康与肾脏功能有着密切的关系，如易发龋齿、牙齿稀疏等都和肾虚有关。古人云："百物养生，莫先固齿"，在临证中，我常教给家长可试旱莲草或生甘草擦拭小儿牙齿，用山药、骨碎补、枸杞子等补肾的草药，磨粉后食用，前者可清洁牙齿，后者补骨固齿。中医在护齿方面强调固本扶正，平时可以给孩子多吃核桃、豆制品、奶酪、海产品等强肾健骨的食物。冬季正是养肾的黄金时节，可以应用这个机遇好好养养孩子的肾。大文豪苏轼到暮年时仍拥有一口好牙，听说他有一个陪伴终身的好习惯——每天叩齿20下。中医养生学家认为叩齿是一种简单有效的护牙办法，空闲时或三餐后，让孩子上下牙齿有节拍的轻轻碰撞，略闻声响即可，连扣10～15下即可，既可以活动面部肌肉，又可以达到健齿的作用。

　　中医认为牙龈与肠胃密切相关。如果小儿牙龈红肿、出血很可能是胃火过大所致。胃火大者，可以多吃一些莴笋丝、西瓜翠衣，或饮用芦根水。小儿饮食应清淡，少吃辛辣高热食品，以防上火，殃及牙龈。我再介绍一个简便的漱口良方：食盐3克，加水100毫升，煮开后放冷备用。每次饭后，可将煮好的食盐水和温开水按2：1的比例混匀给孩子漱口，可预防口腔疾病的发生。

　　孩子只有拥有明亮的眼睛和健康的牙齿，才能焕发金灿颜！

第四节　小儿体质各不同，
　　　　个体养护有特色

　　早在两千多年前的《黄帝内经》中就对人体体质类型做了很多种分类。运用阴阳五行学说结合人体的体形、禀性、肤色、对自然界的适应能力等把人体体质分为木形、火形、土形、金形、水形。五形中又细分五类，故共有二十五种体质类型。又把人分为太阴之人，少阴之人，太阳之人，少阳之人，阴阳平和之人五种类型。《黄帝内经》中对体质问题的阐述，为后世的体质学说奠定了基础。

　　明代儿科名家万全从临床出发，通过五脏气血阴阳相结合，总结出了小儿生理和病理常具有"肝常有余，脾常不足，心常有余，肺常不足，肾常虚"的特点，尤其重视"肝常有余，脾常不足"。在《幼科发挥》中云："肝常有余，脾常不足，此都是本脏之气也，盖肝及少阳之气，儿之初生，如木方萌，乃少阳生长之气，以渐而壮，故有余也。肠胃脆薄，谷气不充，此脾所以不足也。"并指出"肝常有余、脾常不足"是小儿生长发育期最基本的生理病理特点。清代医家吴鞠通在《温病条辨·解儿难》中创立了"稚阴稚阳"学说，指出小儿"稚阳未充，稚阴未长也"。说明了小儿无论在物质基础及生理功能上，都是幼稚和不完善的，这是小儿的生理特点之一。

小儿体质由先天禀赋和后天调养决定，与生活环境、季节气候、食物、锻炼等因素有关，其中饮食营养是最重要的因素。出生时体质较好的小儿可因喂养不当而使体质变弱，而先天不足的小儿，只要后天喂养得当，也能使其体质增强。因此，我主张应根据小儿体质"辨证施食"，小儿的饮食调养应根据体质而定，做到"辨证施食"，才能更科学、更合理。我将小儿体质大致分为平、寒、热、虚、实五型。

正确地使用中医药膳或食物来改善小儿的体质，在中医理论指导下，根据不同的体质特点，配合药物或食物的性能作用，才能取得最佳的效果，而每个孩子的体质也有虚实、寒热的不同。因此，食物的选择要有针对性，才能达到改善体质的目的，若随便乱进食，不但治不了病，且有害无益。寒型体质的孩子，大多表现为形寒肢冷，面色苍白，穿衣较常人多，不爱活动，口不干渴，胃纳欠佳，若吃生冷物易腹泻，小便清长，大便溏薄，舌淡伴苔白，脉沉迟。饮食调养：温养脾胃，宜多食辛甘温食物，如羊肉、狗肉、牛肉、龙眼、荔枝等，应忌食寒凉之品，如冰镇西瓜、冰淇淋、雪糕等。热型体质的孩子大多表现为形体壮实，面赤唇红，怕热喜凉，口渴多饮，口臭，眼屎多，烦躁易怒，易兴奋，食欲好，小便短赤，大便秘结，舌红苔黄，脉滑数。饮食调养：清热为主，宜多食甘淡寒凉的食物，如苦瓜、冬瓜、萝卜、绿豆、芹菜、西瓜等，应忌食辛热之品，如辣椒、大蒜、姜、羊肉、狗肉、龙眼等。虚型体质的孩子，大多表现为面色萎黄，少气懒言，神疲乏力，汗多，食欲差，大便溏，舌淡苔薄白，脉弱。

此类小儿多为易感儿，体质相对较弱。饮食调养：气血双补，扶正固本，宜多食羊肉、鸡肉、牛肉、海参、虾、木耳、核桃等，应忌食苦寒生冷之品，如苦瓜、绿豆、冬瓜等。在中医古籍中有一些标识容易"动风"的食物，比如鱼虾、羊肉、杧果、榴梿等，这类食物大都属于易致过敏的食物，家长在给孩子喂这些食物时要多加注意，不可过食这类食物。否则会出现过敏性皮疹或腹泻，还容易诱发小儿哮喘等疾病。中医常讲"和合"二字，给孩子做饭也要做到五味调和，合理搭配才是饮食的最佳原则，所以"辨证施食"显得十分重要。

在临床辨证中，也要讲究辨证施治，灵活用药，疾病有表里、虚实、寒热的不同，感冒有风寒感冒与风热感冒的分别，采用食疗时，风寒感冒要选择具有"祛风散寒"作用的药物，如葱、生姜、大蒜、韭菜、豆豉、苏叶、荆芥、防风等。上述药物性味都属于辛温，能够疏散风寒，有祛邪外出之作用。风热感冒则要选择西瓜、绿豆、金银花、桑叶、菊花、薄荷等。上述药物性味都属辛凉，有疏散风热的作用。如果不辨寒热，用治风寒感冒药物来治疗风热感冒，用治风热感冒的药物来治疗风寒感冒，可谓是贻害无穷啊。

小儿体质各不同，个体养护有"特色"。根据孩子的不同体质，辨证施食，合理喂养，给孩子最合适的美味，才能使他们茁壮成长！

第五节　哮喘小儿需呵护，
警惕"烟雾""人味毒"

　　小儿哮喘的发作多因过敏因素所致，若要根治，除了需要医者精治还需病家细防，这是我在20世纪80年代倡导并推行的两种措施根治哮喘的新方略。说到医者精治，即是医家以传统经验为基础，结合病患实际情况应用药物处方进行治疗，达到方药中病的目的，这对各地专家来说是大同小异，但据我多年的临床研究证实，要想根治哮喘，除了进行系统的三期分治外，家庭防护的重要性也不可忽视，特别是易被大家忽视的"烟雾"和"人味毒"等恶气常是诱发哮喘并致其久治不愈的隐匿元凶。通俗讲，哮喘小儿的治疗，就与农户种秧苗的道理一样，要想秧苗长势好，浇水施肥是一方面，还要提防杂草的侵害。

　　提到烟雾致喘在临床中并非少见，就拿2013年春我诊治的一名8岁的哮喘病童来说，其患病已有1年余，经中药常规治疗数月，理应获效，但其病情时有起伏，且多在自家平房中时出现咳嗽不断，甚则吼喘，去到楼房的姑姑家则病情平稳，细问之下得其因乃烟尘作怪。据悉，病家有三口人，住于城郊的一处简房内，平日靠煤炉做饭取暖，父母又皆有吸纸烟的习惯，12平方米的居室内整日烟雾缭绕，而住在楼房的姑姑家中既无人吸烟，亦不用煤炉生火，室内空气相对清新洁净，按病儿自己所言，闻到家中烟尘之气就觉得不适，不自主地就会咳喘起来。可见烟雾之害对哮喘病儿来说不仅是雪上加霜，更会干扰治病的疗效。试举生活中常见的烟筒为例，入冬前安装一根光滑干净的新烟筒，经一冬柴煤燃烧产生的烟雾的熏蒸，于次年春清理烟道时就会发现其内壁挂满黑漆油腻之污物，若年久不清，还会阻塞烟道。取向类比，烟雾入肺，可致肺伤而病，特别是对一些肺脾肾皆不足的哮喘小儿来说，危害更是不可低估。以吸烟为例，经现代研究证实烟草燃烧时可释放一千多种有害成分，其中主要有焦油、一氧化碳、尼古丁、二噁英和刺激性烟雾等。这些物质不但损害呼吸道，还会刺激交感神经，引起血管内膜受损，甚至有致癌的风险，而我国约半数以上的儿童处于被动吸烟，使患肺炎、支气管炎、重症哮喘和其他疾病的概率大大提高，甚至会对儿童的智力发育造成一定的影响。

关于哮喘的发病，人们多责之于外感和内伤方面的因素，但很少联系到人类自身新陈代谢所产生的有毒有害物质也会干扰哮喘的治疗，我将它称之为"人味毒"，就是人体排出来的秽气、怪味等，比如呼气、打嗝儿、放屁、出汗、大小便等之气均属此类。人体需要通过呼吸、饮食来维持正常的生理活动，同时也会随之将新陈代谢的废物排出体外，它们大多具有挥发性气味，因个体差异而有轻重之别。就简单的呼吸来说，大多认为仅是吸氧呼碳的循环，而实际上通过呼气所排出的废气多达100余种，而臭气难闻的大便中含有的有毒物质最多可达800余种，汗液和尿液均为人体水液代谢后的产物，有毒物质相似，至少也有200多种。若存在组织炎症、化脓等病变，其散发的气体异味也属于"人味毒"。

研究表明，"人味毒"中所含的成分特别复杂，主要有二氧化碳、一氧化碳、丙酮、苯、甲烷、醛、硫化氢、醋酸、氮氧化物、胺、甲醇、氧化乙烯、丁烷、丁二烯、甲基乙酮等，在诸类物质中又以二氧化碳的影响最大，其浓度的高低常被视为评判空气质量好坏的标准之一。"人味毒"确实会令人感到不适，甚至会在拥挤的车船或人口稠密的居室中产生危害，常会随着温度的升高而产生扑鼻难闻的污浊怪味，这种味就是人群中散发出的异味，当这种气味的浓度逐渐升高，对其敏感的人就会产生不适，特别是哮喘患者可因此诱发出现症状。举一个实际的例子来说吧，1990年冬，我接诊了一位9岁大的女童，该患儿幼时患有哮喘，时至就诊之日已近7年，辗转多地治疗未愈，此番一般状态尚好，病情稳定，家长诉求本为"去根"而来，但于夜间乘车长达8小时，患儿自觉车内气味难闻，午夜时有胸闷症状，未至天明则哮喘发作，下车后感觉好转。患儿自述因闻及车内气味才感不适，并对此厌烦，难以忍受，早在家中也常有此类情形。细追问得知，患儿家中4口人挤在14平方米的出租屋内，虽无人吸烟，室温也可，就是气味难闻而致哮喘发作。白天在室外无任何症状，晚上回到家中则感不适，甚之哮喘发作。由于患儿论之有据，故治疗有方，调护得当，哮喘顺利治愈。

综上所述的两点可引发哮喘的问题，原因很简单，就是空气污染不洁，若能明确掌握其因，治疗与预防上并不难。为此，首要一条是空气流通，具体方法是开启门窗，定时排放浊气，尽可能改善居住条件，家中大人如有吸烟，需及时戒除，避免患儿与烟尘接触，即便在外吸烟回家不吸也不可，口鼻中和衣物上残留的烟气也能引起哮喘小儿的不适，莫要等污染成灾方才觉醒。同时，家庭成员要讲究个人卫生，如定时刷牙、漱口、洗澡，保持衣被洁净，带有汗渍的内衣需及时清洗，睡觉时不以被蒙头盖面等。小儿不要饥饱无常，尽量避免感冒，保持呼吸和消化系统的正常活动，不过度兴奋和活动等。有些家长喷洒香水，或在家中使用空气清新剂或焚香类亦不可，临证中所见引起过敏而致哮喘发作者亦不少。

第六节 "与儿同卧"非良策，
分床而睡或有益

很多年轻的家长为晚上方便照顾孩子，从其出生起就与之同床而眠，再加上现在的家庭多数一家一个孩子，缺少玩伴，略显孤独，久而久之孩子对父母的依赖感越来越强，家长也会因宠溺孩子，舍不得与之分床而睡，这种现象在当下极为常见，但各位家长们有所不知，这看似表达关爱、沟通感情的方式却未必对他们的健康成长完全有利，以下闲谈几个方面弊端与大家交流：

第一，家长因为生活和工作的原因，频繁与外界交往，接触和携带病原微生物及烟尘气味的机会也较多，中医称此为致病邪气，作为成年人对此已是身经百战，抵抗力相对较强，往往不易生病，可对于孩子来说，特别是婴幼儿，其"五脏六腑成而未全，全而未壮"对外来致病邪气的抵抗力不及成人，若与大人同睡一张床，甚至是同盖一床被子，容易被大人身上的致病邪气所感染而生病，正如先贤医家所言："其脏腑薄，藩篱疏，易于传变；肌肤嫩，神气怯，易于感触。"

第二，人体新陈代谢过程中所产生的气体和一些具有挥发性成分的分泌物等，可经口鼻、肛门、皮肤腺体排泄出来，常带有一定的气味，我称其为"人味毒"，这个在前节已有所提及，相信大家并不陌生。当然，在空气畅通的情况下，这些秽浊之气会迅速扩散，不会影响人体的健康，但在夜间密闭的卧室里，特别是在狭窄的被子中，因空气流通不畅而导致秽浊之气浓度增高，孩子接触这些高浓度的秽浊之气，而缺乏新鲜空气的供给，会让孩子感到呼吸困难，脑供氧不足，因而引起睡眠不稳、易做噩梦和半夜哭闹等现象，而长期在这种环境中睡眠，孩子脑组织的新陈代谢也会受到一定的影响，严重者还会影响孩子的正常发育。特别是对于一些患有呼吸系统疾病的小儿来说则更为不利，常是造成某些哮喘小儿夜间发作、反复不愈的一个重要原因。

第三，家长在熟睡的过程中会因体位不当或拽扯被褥不慎压住小儿或捂住其口鼻，影响小儿呼吸，特别是对新生儿来说容易造成其缺氧而窒息死亡，这并不是危言耸听，现实中确有发生。且小儿阳常有余，多属阳热体质，基础体温本就略高，与大人同盖在一床被子睡觉，孩子会因大人的搂抱、被褥过厚和包裹过严而使体温升高，汗出增多，而中医讲汗为人体津液所化生，汗出过多，必然出现津伤的表现。

第四，家长长期陪孩子一起睡，不利于孩子独立性格的培养，特别是在孩子4岁以后，对男女性别差异会有初步的认识，并产生好奇。此时，若依然和异性家长同睡，会对孩子的两性认识产生一定影响，也会造成孩子过于依赖父母，情感脆弱。同时，孩子与父母同屋，还会影响夫妻之间的正常生活，对维护家庭关系的和谐稳定不利。

上述提到的第二、第三点家长们需特别注意，因为看似简单的睡觉，对孩子来说也暗藏杀机，婴儿猝死综合征作为非医学人士可能很少听到，此种疾病常发生在2岁以内的婴幼儿，尤其是出生后2~4个月的小婴儿，并且几乎所有婴儿猝死综合征多发生在婴幼儿睡眠中，虽然发病和致死原因尚不能完全确定，但已有研究证实，小于5%的病例在死亡前有较长时间呼吸暂停的发作，除俯卧睡眠以外，在和婴幼儿同睡的家长熟睡中的无心之失也不可忽视，另外，床垫过软，毛绒玩具，毛毯，房内吸烟和环境过热等也是引发婴儿猝死综合征发生的常见危险因素。

了解了上述"与儿同卧"的弊端，是否和孩子同睡就一定不好呢，这也不全对，关键是掌握正确的方式。其实，孩子2岁以前是可以和家长一起睡的，这有利于增进彼此之间情感的培养，但要注意不是同床，而是分床。婴儿出生后家长就可以在自己的卧室准备一张婴儿床以方便照顾，并保持室内空气清新和温度适宜，这样不仅利于孩子的呼吸，也可防止熟睡时的家长对孩子造成误伤，为其将来分室而睡打下基础，还要从小培养孩子"仰卧睡觉"的习惯，以防止婴儿猝死综合征的发生。对孩子床上用品的选择和布置也要注意，让婴儿睡在稳固、平坦的床垫上，枕头不宜过高过软，床单要能绷紧床垫，不能松松垮垮，以防婴儿睡觉不稳缠绕于身出现窒息，更不要在婴儿的床上放毛绒玩具或其他软的东西，护栏周围需用布包好，以防孩子睡觉出现磕碰。

当孩子2~3岁时，家长就可以找适当的时机与孩子分室而睡了，刚开始孩子可能会不适应，但家长们切勿因心疼而放弃。分室而睡是孩子成长必须经历的，家长可以采取循序渐进和鼓励的方法，逐渐让孩子适应这个过程，比如在孩子睡觉之前，可以给他讲一些励志的小故事，待其熟睡后再离开，但不要急于关灯和关门，以免孩子夜里醒来因找不到父母而害怕，由此让孩子逐步适应只开客厅的灯或是卧室的暗灯，并逐步过渡到关灯、关门睡觉。从陪其入睡到睡前短暂陪伴，再到让孩子自己回房睡觉，这样既不会让孩子缺乏安全感，也有利于培养其对新环境的适应能力，家长们也可以得到充分的休息。

本节的话题已论述详备，至于家长们该如何取舍，还需自己定夺。

第七节　明察小儿苗窍变，
疾病来袭早知道

　　儿科素有"哑科"之称，这不难理解，因为孩子年龄小，一旦生病无法像大人一样正确表述自己的症状，时常出现哭闹不安或精神不振，想从孩子嘴里了解病情是十分困难的，看病时病情又大多由心情急迫的家长代述，这其中的主观臆断也是不可避免的，我从事儿科临床工作六十余载，对此深有体会，所以自古就流传有："宁治十男子，不治一妇人，宁治十妇人，不治一小儿。"

　　小儿如旭日初升，草木芳萌，蒸蒸日上，欣欣向荣，自出生后至成人阶段，始终处于不断生长发育的变化过程中，对外界充满了求知欲和好奇心，接触的事物也逐渐增多，然其脏腑娇嫩，形气未充，适应外界环境、抵御外邪入侵及其他各种干扰的能力均较成人为低，因此更容易感邪发病，且病情多变，进展迅速，给诊病治疗带来一定难度，可以说小儿病情变化之快犹如翻掌之间，有孩子的朋友也许会发现，上午孩子可能还活蹦乱跳的，下午就像是霜打的茄子一样蔫了，家长因不知何因而犯难。其实，给小儿看病并非是无从下手，中医可通过审视小儿苗窍的征象，由表及里来诊治疾病，正所谓："五脏不可望，惟望五脏之苗与窍。"

说到此处有些人可能不解，所谓"苗窍"指的是什么？通俗一点讲就是人们常说的五官九窍，即目、舌、口、鼻、耳及前后二阴。苗窍在外，脏腑在内，二者关系密切，如：肝开窍于目，舌为心之苗，脾开窍于口，鼻为肺之窍，肾开窍于耳及前后二阴。可见每一苗窍都有与之相对应的一脏，但又不仅限于此，实际同其他脏腑间亦有直接或间接联系，所以中医历来重视对小儿苗窍的查验，其中最主要也是最常用的就是口咽及舌的检查。口咽为脾所主，与胃相关。口乃脾之外候，咽与喉为人体之要塞，即为气与食的必经之路，又主防御和发声，简单言之，如同为人体健康站岗的哨兵一样，当出现异常不适，就会拉响警报做出提示。察口咽的主要内容包括口唇、口腔、齿龈、咽喉的颜色、润燥及外形变化，一般以淡红润泽、表面平整光滑为正常。而舌在口中，对舌体、舌质、舌苔的望诊也属于察口咽的范畴之内，当然，对于非专业人士来说，掌握具体的辨病辩证确有一定难度，下面仅就一些小儿常见易辨的征象向大家介绍一下。

（1）察舌：正常小儿舌体柔软灵活，舌质较成人红嫩润泽，舌面有干湿适中的薄白苔。若见小儿舌吐唇外，久不回缩，称为吐舌，多因心脾有热；弄舌可见反复伸舌舔唇，掉弄如蛇，伴见环口发青常为惊风之先兆；一些先天禀赋不足、智力低下者可见表情愚钝、眼裂增宽，也时常会出现吐弄舌的表现。

若见小儿唇舌色淡、面色苍白或萎黄，睑结膜及指、趾甲色淡多为气血不足；舌质红绛、烦躁哭闹不安多为热入营血、扰动心神；舌质紫暗、脘腹胀闷刺痛为气血瘀滞。唇舌色红质干、口渴欲饮为热伤阴津；舌起粗大红刺，状如杨梅，称杨梅舌，同时伴有咽喉肿痛或腐烂，全身布发猩红色皮疹，常见于丹痧（猩红热）。

舌苔是由胃气上蒸而成，所以看舌苔可反映脾胃之气的运化情况。一般初生儿舌红无苔，哺乳期的小婴儿可见乳白苔，此均属正常舌象。对于稍大一些的孩子见舌苔白腻，纳食不香，食则饱胀，多为脾胃虚弱，运化不足，食积内停；舌苔黄腻兼多食易饥，心烦易怒，手足心热，口气臭秽，大便秘结为食积化热。部分患儿后天时有出现花剥苔，状如地图，多为胃之气阴不足。在望小儿舌苔时，还要时刻记住排除染苔的假象，此多与服药及饮食有关。如进食含有脂肪的乳制品、豆制品、坚果等之后，舌面常有白色残渣附着；因食橄榄、杨梅、葡萄汁等带颜色的果蔬饮品，可将舌苔染至相应颜色；吃橘子、柿子、蛋黄等可染黄舌苔；另外服用一些含铁的补品、中成药等也可以出现染苔。因此，观察时还需细心甄别。

（2）察口咽：察口的内容较为复杂，仅对大众容易理解和接受的部分做简要介绍。小儿腮部以耳垂为中心出现漫肿，口腔内上下臼齿间可见腮腺管口红肿如粟粒，按摩腮部无脓水流出者，为邪毒壅阻少阳经脉之痄腮。察口见舌体、齿龈、两颊、上颚处出现黄白色溃疡，为小儿口疮，多因心脾积热所致；若见咽赤，咽峡部及口腔黏膜出现灰白色疱疹，周围有红晕，手、足、臀无疱疹，为疱疹性咽峡炎，多因风热邪毒犯表所致，若同时兼见手、足、臀部疱疹，则为手足口病；若见咽赤，喉核红肿，表面有数个黄白色化脓点，则为乳蛾，多由肺胃热结咽喉所致。出现以上几种情况的小儿常伴有发热，且热势较高，哭闹不安，尤其是患有口疮、疱疹性咽峡炎、乳蛾的小儿还会因口咽部疼痛而出现拒食流涎。若口腔及舌上布满白屑，周围有红晕，无疼痛流涎等，为鹅口疮，多见于初生儿、营养不良或长期应用抗生素的患儿；此外，齿为骨之余，龈为胃之络，小儿出生后4~10个月牙齿开始萌出，出牙的顺序为先下后上，自前向后依次萌出，若牙齿萌出延迟或出牙顺序紊乱，多为先天肾气不足所致；齿龈红肿，多为胃热熏蒸所致，若伴出血，则为胃火上冲，溢血妄行所致。

审苗窍的内容多而杂，今仅就大家常见的、熟悉易懂的察舌及口咽的几个问题稍加讲述，对于已为人父母或即将为人父母的年轻人多少有所帮助。然小儿发病容易，传变迅速，昼夜旦夕之间表现即可不同。同时，小儿又有脏器清灵、易趋康复之特点，感病后给予及时有效的治疗大多可获愈。

第八节　常与孩子谈谈心，
　　　　敞开心扉很重要

作为家长，你是否经常与孩子沟通谈心，做到换位思考，尊重孩子的意见，积极帮助引导他们？

这个问题放在几十年前来讲，不是什么大事，因那个时候的社会物质生活相对匮乏，人与人之间的差距不大，孩子们的思想相对单纯，又有玩伴一起自由自在地玩耍，童年时光是十分美好的。可随着时间的推移，当今的物质生活有了极大的改善，网络信息化时代也已到来，全方位、快节奏、高效率成为当代人追求的主题，这也开启了很多家长望子成龙、望女成凤的揠苗助长的教育方式。他们当中大部分以工作忙、家事多、压力大、没时间为借口缺席孩子童年的欢乐时光，还有一部分家长认为孩子的心智不成熟，对于他们的想法、做法没有必要太在意，常将自己的意愿强加于孩子身上，不让干这、干那，又必须学这、学那，这对于孩子来说是不公平的。特别是现代独生子女家庭占绝大多数，孩子从小缺少玩伴和交流的对象，殊不知这些往往都是导致现在的孩子心理问题多发、行为偏激的重要原因。

父母是孩子的第一任老师，家庭教育在很大程度上影响孩子的一生，可不少家长认识不到这一点，整日忙事业、忙挣钱，认为有能力将孩子送去最好的学校，接受最好的教育，就是对孩子负责，急于揠苗助长，常常忽略他们的想法，最后造成孩子不说、家长不问，互相缺乏沟通，出现问题时不能及时干预引导，还一味娇惯宠溺、恐吓威胁，甚至是打骂体罚，这些会造成孩子意志力不足，容易知难而退，胆小怯懦，缺乏担当，有的甚至会走向另一个极端，寻衅滋事，打架斗殴，对孩子的成长和性格养成都是不利的。所以，常与孩子交流谈心，掌握他们的思想动态，循循善诱，言传身教，才是真正对他们负责。

如何与孩子谈心，让他们愿意主动向父母说出内心的真实想法，并接受父母的意见，这里面的学问也很多，第一，谈心不是训话，而是双方之间平等真诚的沟通。孩子的理解能力有限，作为父母不能以命令的口吻要求孩子如何来做，幼小的孩子对此往往会产生恐惧，而大一些的孩子则容易叛逆，最好的方式是站在孩子的角度去理解和处理问题，通过现身说法和言传身教更容易被孩子接受。第二，要有足够的耐心，包容理解孩子，并做出正确的引导。俗语有言"欲速则不达"，对孩子的教育也是一样，这是一个循序渐进的过程，不能只一味注重结果，而忽视过程。孩子犯错时，父母应耐心地告诉孩子为什么这么做是错误的，会造成什么样的影响，怎样做才是对的，当孩子知错就改时还要给予表扬。

大人都会犯错，更何况是孩子，我们不能以成人的角度去对待他们，要让孩子知道父母永远是他们坚强的后盾，家庭永远是最温暖的港湾，遇到困难时愿意选择与父母沟通，建立这种互相尊重、理解和包容的亲子关系是家庭和睦的重要纽带。第三，谈心要掌握恰当的语言技巧。大人之间的沟通往往直截了当，但对于孩子来说，谈话直入主题的说教方式往往过于严肃，会让孩子产生抵触和叛逆心理，容易适得其反，不妨采用讲故事或举例子的方式，生动形象，幽默诙谐，将道理融入其中，则更易被接受。第四，切忌拿自家孩子与别家孩子比较。作为家长，首先要肯定孩子的优点，而对不尽如人意之处应当先在自身找原因。况且人无完人，偶尔犯错在所难免，家长不应过分苛责，而是应帮助指导孩子改正错误，同时也要深刻反思自己的教育方式是否存在问题。忽略孩子的优点，而拿缺点与别家孩子相比，会伤害孩子的自尊心，孩子只会离你越来越远。第五，谈心要目的明确，选择恰当时机。孩子的专注力有限，长篇大论对他们来说只会徒增反感，所以带有目的的沟通则显得尤为重要。特别是在孩子遭遇失败和误解、情绪低落之时，或心存怨恨、妒忌等不良心态时，更应及时进行心理开导和疏通，鼓励帮助他，树立正确的人生观、世界观和价值观，勇敢地走出阴霾，重拾信心。

我们可能会发现，不同年代的孩子心理的状态是不同的，比如在我小时候，能吃饱穿暖就已经很满足了，若做错事情，被父母打骂也是常有的事，因为中国自古流传的俗语就是"棒头出孝子，箸头出忤逆"，那时的我们对父母多存敬畏、孝顺之心。而当今多数家庭为独生子女，孩子的自我意识极强，他们不喜欢父母整日说教，而是希望有自己的私人空间，可多数父母认识不到这一点，认为我生你、养你，你就得听我的，这种以大压小、以强制弱的教育方式是极其不妥的。

在此谈关于孩子心理的话题，也是与我在临床上诊治的小儿抽动症的患病率逐年增多有关。这种病以5~10岁的男孩多见，常表现为突然、短暂、重复、刻板的一组肌肉或两组肌肉的抽动发作，如眨眼、挤眉、龇牙、做鬼脸、耸肩、摇头、手脚乱动，甚至是口中频繁发出异样声音等，这些孩子往往注意力不易集中，又因为异常表现被他人嘲笑而加重心理障碍。小儿抽动症的发病原因虽尚未完全弄清，但情绪因素不可忽视，一般又多和家庭相关，比如家庭关系不和，父母对患儿过高的学习要求，过多的批评指责和其他方面的干预，这些都容易造成小儿情绪障碍，产生焦虑、紧张和不安，进而产生运动系统方面的反应。中医可将小儿抽动症归于慢惊风、肝风症的范畴，病位主要在肝，在体合筋，其华在爪，开窍于目，又小儿肝常有余，神气怯懦，当受到不良情绪影响时，超过了正常的调节范围，就会出现肝风内动，引发抽动症的表现。因此，作为家长要了解孩子的脾气秉性、思想动态，需要放下架子，像朋友谈心一样与其沟通，寻找合适的契机，互相敞开心扉，交流自然会顺畅，也可让孩子拥有一个自主快乐的童年。

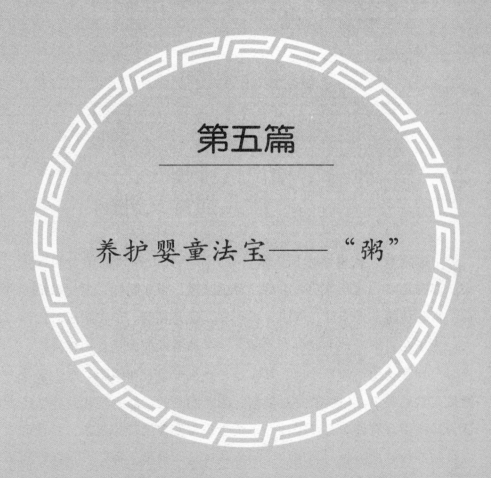

第五篇

养护婴童法宝——“粥”

第一节　常食"枸杞核桃粥"，
　　　　让儿强肾又补脑

中医记载，核桃性味甘、温，有补养气血、补肾固精、润燥化痰、温肺定喘、润肠等功效。治疗肾虚咳嗽，腰痛腿软，大便燥结等症。常吃核桃令人肥健、润肌、黑须发，强肾补脑。早在隋唐时代，人们为了在科举考试中取得好成绩，在参加考试前大量食用核桃仁，当时只知其功用不知其原理，其实这是核桃中含有卵磷脂、维生素及微量元素的关系。核桃有补心健脑、固肾润肠的功能，现代营养学还认为核桃中含有许多有益于神经系统生长与发育的营养要素，并且可以被脑部较好地吸收与利用。民间称核桃是"健脑之神"，是食疗的佳果。中医自古就把核桃称为"长寿果"，认为核桃能补肾健脑，补中益气，润肌肤、乌须发。核桃特别适合脑力工作者，因为这部分人往往用脑过度，耗伤心血，常吃核桃能够补脑，改善脑循环，增强脑力。对于小儿，也有很好的强肾健脑之佳效。在临床中，我也常传授家长很多关于核桃的小儿药膳，受到很多家长的青睐。

枸杞素有"宝树""药树"的美称，嫩茎和叶做蔬菜，而以枸杞果实(枸杞子)、根皮(地骨皮)入药，尤其是枸杞的果实营养丰富。中医认为，枸杞子味甘性平，有补肾、滋阴、养肝、明目、益气等功效，适用于肾亏遗精、腰膝酸软、头晕目眩、两眼昏花等症。枸杞子药食俱佳，除了入药，还有多种吃法。如用枸杞子泡茶喝，煎汤饮服，嚼着吃。很多人喜欢用枸杞子泡水、泡酒或煲汤，中医很早就有"枸杞养生"的说法，认为常吃枸杞子能"坚筋骨、耐寒暑"。所以，它常常被当作滋补调养和抗衰老的良药。

粳米是非常普通的食材，它有"天下第一补"之称，又被称为"长寿圣米"，煮成粥更是容易被人体吸收。中医认为，粳米味甘，性平，能益脾胃，除烦渴。我们祖先很早就认识到"粥可养胃"。家长给孩子煲汤或熬粥服用，利于孩子吸收，还可养胃。

下面介绍一款使小儿强肾又补脑的药膳——枸杞核桃粥：

材料：核桃10~15克，枸杞子10~15克，粳米30~50克，冰糖适量。

做法：

1. 将核桃去壳，枸杞子洗干净。

2. 将粳米洗好之后，浸泡两小时。

3. 将粳米、核桃一起入锅，加400~600毫升水。

4. 盖上盖子煮20~30分钟，中途记得搅动，以免黏锅。

5. 加入枸杞子再煮10~15分钟，根据孩子的口味加适量冰糖。

注意事项：

唐代孟诜云："粳米不可同马肉食，发瘤疾。不可和苍耳食，令人卒心痛。"清代王孟英云："炒米虽香，性燥助火，非中寒便泻者忌之。"枸杞一般不宜和过多茶性温热的补品如桂圆、红参、大枣等共同食用。核桃不能与野鸡肉一起食用，肺炎、支气管扩张等患者不宜食之。核桃不宜与酒同食。据宋代马志《开宝本草》记载："饮酒食核桃令人咯血。"可能是因为核桃性热，多食生痰动火，而白酒也属甘辛大热，二者同食，易致血热的缘故。

第二节　鼻塞咳嗽莫发愁，
　　　　请儿食用"神仙粥"

　　冬至过后，就到了一年中最冷的时期。这个阶段，很多孩子由于体内正气不足或护理不当，受到风寒邪气的侵袭，风寒之邪侵入体内，导致肺气失宣。孩子大多会出现鼻塞、流涕、畏寒、咳嗽、有痰等症，此时该选择何种"武器"来对抗风寒感冒的袭击呢？中医讲："正气存内，邪不可干。"特别强调护卫正气，在这个时期怎样关爱孩子呢？

　　我国民间广为流传的"神仙粥"歌诀是："一把糯米煮成汤，七根葱白七片姜，熬熟兑入半杯醋，伤风感冒保安康。"此粥专治由风寒引起的头痛、浑身酸懒、乏力、发热等症，特别是患病1~2天后服用，即可收到"粥到病除"的奇效。家长不妨在家中为孩子熬上一锅"神仙粥"。

　　"神仙粥"材料：糯米30~50克，生姜3~5片，连根葱白半棵，米醋30~50毫升。做法：把糯米淘净后与生姜同放锅中煮，煮开之后放入葱白，待熟时放入米醋，再熬一两分钟即可。粥要趁热给孩子喝，喝完后躺在床上盖好被子静卧，以免再感风寒，直至身体有汗发出。《食物疗病常识》中这样描述："神仙粥专治风寒感冒、暑湿头痛，病四时疫气流行等，初得病三日，服之即解。"糯米是一种温和的滋补品，有补虚、补血、健脾暖胃、止汗等作用；葱、姜辛温发散能祛风寒；米醋有杀灭流感病毒的作用。

正如金代名医张子和所云："先论攻邪，邪去而元气自复也。"病邪侵入人体，如果先行补虚而忽视祛邪，等于关了门，将病邪留于体内，会造成病症迁延不愈。所以，当患有外感病证时不要过用进补之品，以免留邪为寇而成后患。食物有寒、热、温、凉四性，孩子的体质亦有寒、热、虚、实之分。如果不顾孩子的体质而盲目进补，非但不能起到补的效果，反而会加重病情。

我再介绍一个缓解小儿风寒感冒鼻塞的小技巧——按摩迎香穴(位于鼻翼外缘处)。当孩子因风寒感冒出现鼻塞时，家长先将两手搓热，用掌心贴孩子的脸颊，自上而下又自下而上地搓面20~30次，直至面部发热，再用两食指指尖按住孩子的迎香穴，按揉30~40次。

当然除上述方法之外，平时我们家长该如何保养孩子抵御风寒感冒的侵袭呢？

一要注重保暖。这是防风寒的重要一环。要及时给孩子添衣加被。中医常讲："头为诸阳之首"，所以，头部保暖很重要，出门时不妨给孩子戴上帽子或围围巾，其另一个重要原因就是护住孩子头后面的风府穴不受寒。

二要坚持锻炼。这也是小儿抵御风寒的秘诀。中医讲："动则生阳"，经常带孩子参加一些有益的体育锻炼，可以很好地巩固孩子体内的阳气，比如散步、荡秋千、放风筝、踢足球等，持之以恒，孩子必然会轻松地赶走风寒！

第三节　秋燥伤肺易上火，
　　　　宜服"山药木耳粥"

　　秋燥是秋季的时令主气，立秋是二十四节气中的第十三个节气，随着该节气的到来，天气逐渐由热转凉，由潮湿转为干燥。人体的生理活动也将随着"夏长"而向"秋收"进行变化。肺主秋季，所以秋季要谨防肺燥。中医常讲："燥易伤肺。"肺为娇脏，小儿又为稚阴稚阳之体，因此如何防小儿"肺燥"，是家长常常向我提及的问题。

　　每值久晴未雨、气候干燥之际，常易发生燥邪为患。燥为秋季之主气，而肺为"娇脏"，燥邪侵袭小儿肺脏，易伤其津液，所谓"燥胜则干"，津液既耗，必现一派"燥象"。常会出现口干、唇干、鼻干、咽干、舌干少津、大便干结、皮肤干甚至皲裂等症。肺为娇脏，性喜润而恶燥，燥邪犯肺，最易伤其阴液。肺失津润，势必会导致肺的宣降失常，轻则干咳少痰，痰黏难咯，重则肺络受伤而出血，见痰中带血。所以，秋季若要保养小儿的阴液，关键是在于防燥。

　　在"保赤堂"出诊时，我常常推荐家长在小儿饮食上要注意滋养津液，尽量选择能润肺清燥、养阴生津的食物。到了秋冬时节，要注意对阳气的收与藏，所以中医有"春夏养阳，秋冬养阴"的说法。立秋后，在饮食上要增加酸味食物，如乌梅、五味子、山楂等品，以达疏肝之能，肝属木，故可防"木火刑金"之弊。秋季最需要养护小儿肺脏。养肺的蔬菜包括山药、胡萝卜、莲藕、百合、银耳、木耳等。水果如秋梨、山楂、苹果、橘子、香蕉、猕猴桃、荸荠等。果仁类如核桃、杏仁、花生、松子、芝麻等。其中杏仁养肺较好，还有蜂蜜亦是秋季养肺润燥之佳品。

在秋季孩子能吃些粥食，对身体是很有好处的，原因是作为药膳重要成分的粳米或糯米，均有极好的健脾胃、补中气的功能。中医讲"培土生金"，按照中医五行理论来说，土为金之母，脾胃调理好了，肺脏就会受益了。在秋季我时常会给孩子家长推荐山药，它不仅美味，而且有着较好的养生功效，有着非常好的补脾养胃、润肺生津的功效。山药最简单的做法就是清蒸，将山药去皮，切段，放入锅中蒸熟，然后蘸些白糖食用，清鲜绵软，香甜可口。这种吃法口感软烂，孩子十分喜欢。在家中，也可煮粥时放入山药块，再加上几颗撕开的红枣，山药粥易于孩子的消化吸收。还可做南瓜山药粥、花生山药粥、枸杞山药粥、桂圆山药粥等，孩子都很愿意喝这些粥品。

黑木耳被誉为"素中之荤""素中之王"，味甘、性平，归胃、大肠经，中医认为食用黑木耳能"益气不饥，轻身强志"。黑木耳脆嫩可口，味道鲜美，"凉拌木耳"是孩子喜爱的佳品，做汤辅以木耳，味道极好。如"木耳羹"：木耳10～15克，湿水浸泡，洗净后，以水煮烂，加白糖适量即可。孩子服用后，有很好的润肺通便的作用。尤其注意的是，木耳不宜与田螺同食，从食物的药性来说，寒性的田螺，遇上滑利的木耳，不利于消化，所以二者不宜同食。木耳也不宜与野鸭同食，野鸭味甘性凉，同时易导致孩子消化不良。

下面我介绍一款清燥润肺的药膳——"山药木耳粥"。

材料：粳米50～70克，山药15～25克，黑木耳(水发)10～20克。

做法：

1. 将山药打成细粉；黑木耳用35～45℃温水浸泡，撕成瓣状；将粳米淘洗干净。

2. 将粳米、黑木耳同放入锅内，加水置大火上烧沸，再用小火煮15～20分钟，这时再加入山药粉，再煮约10～15分钟即可。

山药木耳粥功用：滋阴润肺，健脾固肾。

第四节　小儿咳嗽声作频，
常用"莲子百合粥"

　　到了秋季，不少孩子会出现咽干喉痛、吐痰黄稠、咳嗽作频、咳痰不爽等症。天气越来越凉，为什么孩子还会出现上述症状呢？很多家长不了解原因。我在前文提到，秋季主燥，上述症状的出现主要与秋燥有关。秋季燥气偏盛，孩子还会流鼻血，并且容易出现咳嗽较频，这些症状都在提醒家长要给孩子润肺啦，那么孩子秋季吃什么润肺呢？

　　在秋季，孩子如果出现咽喉干、痒、痛以及便秘、尿赤等症状，家长可以让孩子吃些生梨，梨煮饮则有滋润喉头、补充津液的功效；蒸梨可以起到滋阴润肺、止咳祛痰的作用。给孩子熬些"枣梨水"，枣用红色大枣，梨选白色大梨。做法：将红枣洗净去核、白梨洗净去核切片备用。锅中加水，放入红枣、白梨大火煮沸后，加入少许冰糖、调转至中小火慢炖15～20分钟。撇去浮沫，稍凉后滤去汤料，即可给孩子喂食。一天喂2～3次。应注意的是梨的选用，梨素有"天然矿泉水"之称，其性寒凉，一次喂食不要太多，脾胃虚寒时要慎用。

还可以给孩子熬些百合蜜。材料：百合20～30克，蜂蜜15～20克。做法：将百合洗净晾干，与蜂蜜拌匀，入锅隔水蒸熟。功效：百合味甘、微苦，性微寒，有润肺止咳、清心安神的作用。百合对秋季气候干燥而引起的多种季节性疾病有一定的防治作用。鲜百合具有养心安神，润肺止咳的功效。与蜂蜜同用，可加强其润肺止咳作用。在秋天吃蜂蜜，可以防止"秋燥"对孩子的伤害，起到润肺、养肺的作用。而且比起白开水，孩子们更容易接受甜甜的蜂蜜水。治疗婴儿慢性支气管炎，咽干燥咳，特别是入秋之后的干咳，伴大便秘结更宜。注意事项：脾虚便溏婴儿不宜选用。本法服食方便，以秋、冬季选用为宜。

刚刚进入秋季，孩子会有脾胃功能减弱的现象，而粥正是此时调节脾胃最好的食品，秋后早晨喝粥，既可祛秋凉，又能防秋燥、和中健脾健胃，如果适当加入一些健脾润燥益肺的食物或药材如百合、银耳，麦冬、沙参等，则对孩子更有裨益。

"莲子百合粥"是一种常见的大众药膳，属于食疗粥品。主要的材料为百合、莲子、粳米。百合：补肺、润肺、清心安神、润燥止咳。莲子：性平、味甘涩，入心、脾、肾经；补脾止泻，益肾涩精，养心安神。"莲子百合粥"在秋季给孩子服用，效果较好。

材料：百合15～20克，莲子10～20克，粳米60～100克，鸡蛋1个，冰糖15～20克。

做法：

1. 将百合用刀背碾成粉状；莲子用热水泡软；粳米淘洗干净用冷水浸泡半小时。

2.锅中放水，先放入粳米、百合烧开后，再放入莲子，改用中火继续熬煮至熟，最后放入鸡蛋、冰糖，鸡蛋煮熟后，即可食用。

注意事项：百合要提前用温水泡软再行烹饪；莲子以个大、饱满、无皱、整齐者为佳；莲子不容易煮软，可以选择新鲜的莲子，味道与功效都较佳，不过要将绿色的莲子心挑除；煮粥前先将粳米用冷水浸泡半小时，让米粒膨胀开。

第五节　想要小儿睡眠安，
　　　　　粥里少佐添白莲

　　说到莲子，我不仅想起北宋时期周敦颐的《爱莲说》："出淤泥而不染，濯清涟而不妖"，作者托物言志，表达了不慕名利、洁身自好的人生态度，可谓是清雅脱俗。满眼碧绿的荷花池里，花骨朵亭亭玉立，一个个莲蓬里面整整齐齐的排着一个个莲子。

　　在古今丰盛的宴会上，无不备有莲馔，如宋代《武林旧事》描写宋高宗的御宴、《西游记》中的"天厨"御宴、《红楼梦》中描写的贾府盛宴，均有"莲子肉""干蒸莲子"，而"莲子汤"则是最后的压席菜，似有"无莲不成席"之势。莲子除作为珍贵的滋补食品外，还是一味妙药。民间传说，吃莲子能返老还童、长生不老。当然这是一种赞誉的说法，但关于其在养心安神、补肾盈虚、健脑益智、消除疲劳等方面的药用价值，历代医药典籍多有记载。比如在《神农本草经》《本草拾遗》《本草纲目》中都有记载。

　　莲子，性平、味甘涩，入心、脾、肾经；具补脾止泻、益肾涩精、养心安神之功效。中医常用于夜寐多梦、失眠、健忘、心烦口渴、腰痛脚弱、耳目不聪、遗精、淋浊、久痢、虚泻、妇女崩漏带下以及胃虚不欲饮食等病症。莲子善于补五脏不足，通利十二经脉气血，使气血畅而不腐。现代药理研究证实，莲子有镇静、强心、抗衰老等多种功效。夏季天气炎热，人们的心情也容易烦躁郁闷，最常出现的就是乏力食少、心神不宁、心悸失眠等，这些其实都是苦夏的症状，在这个时节，小儿常出现烦躁不得眠、多汗、夜啼等症，这是心火旺的表现，青青的莲子就可以轻松帮小儿解决这些难题。

　　夏日气候燥热，以热者凉之、燥者清之的原则，清燥解热乃夏季养生之要道。莲子能够帮助小儿清热降火。吃莲子能够降心火、清心安神，另外对于因为上火引起的小儿口舌生疮有很好的调理作用，还可以让孩子睡一个安稳觉。

　　如因心火旺导致的小儿睡眠不安、烦躁等症，家长可以给孩子熬"莲子粥"。材料：莲子20～30克，粳米50～70克，入锅同煮，至莲子极烂为好。莲子有清心除烦、健脾止泻的作用，还能够养心安神，对于夏季由暑热引起的小儿心烦不眠，具有较好的治疗作用。

　　银耳百合莲子粥，烹制也极简单，一碗软糯香甜的粥下肚，清火降燥，养心安神。

　　材料：银耳10～15克，莲子15～20克，百合10～15克，枸杞子5～10克，粳米50～70克。

　　做法：

　　首先将银耳用水泡发，至银耳变软，洗净，撕成小朵。莲子浸泡几分钟，洗去表面杂质。粳米洗净浸泡半小时。然后将银耳、莲子、粳米倒入锅中，加足量的水，煮粥。再煮至银耳软烂、粥浓稠，加入百合，继续煮四五分钟至百合熟透，撒入枸杞即可。

　　莲子心具有明目、清热、安神、固精等功效。莲子心茶，制作起来较为方便。材料：莲子心。做法：将莲子心直接放入茶杯中，然后用开水冲泡，盖上盖子，五分钟之后就可以给孩子饮用，有较好的降心火的作用。

第六节 小儿夏季火气大，
"绿豆薄荷粥"更奇

夏季是万物繁茂、阳气旺盛之时，反映在人体上，就特别容易出现心火旺的症状，我在前文中已有提及。孩子本身的特点就是"心常有余"，到了夏季，因为天气的原因，更是容易因为心火旺而出现脾气暴躁等问题。中医讲："法于阴阳，和于术数"，当季节变化时，养育孩子也要顺应环境的变化，顺应自然规律，才会使他们茁壮成长。

夏季还是肠胃疾病的高发期，孩子娇嫩的脾胃最容易受到影响。夏季最好少给孩子吃甜腻、黏腻、辛辣的食物。因为这些食物容易生痰、生湿，会使夏天的湿热邪气滞留在小儿体内，特别是辛辣的食物容易导致邪热化火，临证时常讲：鱼生火，肉生痰。这个时期就应该在孩子的饮食结构上增酸减苦忌辛，同时在饮食上要特别注意，多让孩子吃一些清淡平和、甘凉生津、清热利湿的汤粥为宜，可以祛暑、祛湿、养心、健脾、开胃。如绿豆粥、红小豆粥、薄荷粥、银耳粥、苦瓜粥等都是夏季的佳品。另外，让孩子多吃"清火"食物，新鲜绿叶蔬菜、黄瓜、橙子、绿茶都有良好的清火作用。

绿豆是我国人民的传统豆类食物。因其营养丰富，可做豆粥、豆饭、豆酒、豆汤、豆羹，或做绿糕，或发芽做菜，故有"食中佳品，济世长谷"之称。另外，绿豆还具有药用价值，《本草纲目》云："绿豆，消肿治痘之功虽同于赤豆，而清热解毒之力过之。且益气、厚肠胃、通经脉，无久服枯人之忌。外科治痈疽，有内托护心散，极言其效。"并可"解金石、砒霜、草木一切诸毒"。夏天或在高温环境工作的人出汗多，用绿豆煮汤来补充是最理想的方法，能够清暑益气、止渴利尿。绿豆性凉，脾胃虚弱的小儿不宜多吃。服药特别是服温补药时不要吃绿豆食品，以免降低药效。未煮烂的绿豆腥味强烈，食后易恶心、呕吐，一定要将绿豆煮熟食用。

薄荷，为唇形科植物"薄荷"，即同属其他干燥全草，多生于山野湿地河旁，根茎横生地下，全株青气芳香，叶对生，花小淡紫色，唇形，花后结暗紫棕色的小粒果。薄荷是我国常用中药之一。冬日温室采摘的薄荷又是春节餐桌上的鲜菜，清爽可口。平常以薄荷代茶，可清心明目。糕点主要有清凉薄荷糕、健胃八珍糕、薄荷糖、棕子糖、口香糖、润喉糖等；使用薄荷产品的酒类、饮料主要有薄荷酒、薄荷茶、薄荷露、薄荷清凉饮料以及具有解酒作用的薄荷蜂蜜水等。

我介绍一款可有效降火祛暑的名汤：绿豆薄荷粥。

材料：绿豆30～50克，薄荷10～15克，粳米50～80克，食用油适量。

做法：

将粳米清洗干净；绿豆挑出杂物；薄荷叶洗净。将洗净的粳米和绿豆一起倒入锅中； 放适量水，滴两滴食用油，以防粥溢出； 大火烧开，小火慢炖20～30分钟； 放入薄荷叶； 再次盖锅烧2分钟； 盛出装碗即可。

　　夏天要过得清凉，尝试一下以上我介绍的饮食降暑吧，让孩子过一个清爽的夏日！

第七节　时饮"翡翠白玉粥"，
　　　　生津开胃益脾气

从古至今关于脾胃重要性的论述层出不穷，如"脾胃为后天之本，气血生化之源""四季脾旺不受邪""内伤脾胃，百病由生""脾胃壮全身安，脾胃动全身摇"等，在半个多世纪的儿科临床诊疗工作中，所治疾病数不胜数，但我最关注的依然是小儿脾胃。说到小儿脾胃，其健运与否自然与家长的喂养方式密不可分。中医讲胃主受纳腐熟水谷，以降为顺；脾思运化输布精微，以升为健，工作职能虽不同，却一脏一腑，一升一降，互为表里，也决定了二者在生理上相互联系、病理上相互影响的关系。

每有家长携患儿就诊时，除有治疗急症的意愿外，尚有调理脾胃的想法，可见固护脾胃十分重要，一些家长也认识到了这一点，之前的文章中也多有提到。脾胃之健运不仅关系到人体的健康，甚至是关乎生命的存亡，所以古人有"脾胃健时元气盛，自然无病可相食""胃气有关判生死，补胃养胃贯古今"的论述。所以，作为家长的您当先知儿之脾胃娇嫩，做到调食有方，才可助孩子健康成长。下面介绍一款生津开胃益脾气的养生粥——"翡翠白玉粥"。

说到这款粥可是有典故的，相传明太祖朱元璋少时家贫，从没填饱过肚子，常常一整天讨不到一口饭吃。有一次，他一连三日没讨到食物充饥，又饿又晕，昏倒在街边上，后被一位好心的过路老奶奶搭救带回家，老奶奶家也并不富裕，但却将家里仅有的一块豆腐块和一小撮白菜配上一碗剩米饭给朱元璋煮粥吃了。朱元璋食后，精神大振，问老奶奶刚才吃的是什么，那老奶奶苦中求乐，开玩笑说那叫"翡翠白玉粥"。多年以后朱元璋当了皇帝，依然很怀念曾经的那位慈善的老奶奶施舍给他的那碗"翡翠白玉粥"。

故事讲完，相信大家已对"翡翠白玉粥"有所了解，其中"翡翠"指代的是冬季北方家庭常吃的蔬菜——白菜，自古就有"百菜不如白菜"的说法，其营养丰富，含蛋白质、脂肪、糖类、粗纤维、钙、磷、铁、胡萝卜素、维生素C、维生素B_1、维生素B_2等多种有益人体的成分。多食白菜有助于人体清除多余的胆固醇，并能起到一定的抗氧化、抗衰老和防癌作用。而且，白菜水分含量高，膳食纤维也丰富，可以起到很好的润燥、养颜、排毒、通便的作用，最适宜在天气干燥的冬天食用。此外，白菜还具有一定的药用价值，其性微寒，能起到清热除烦、生津解渴、利尿通便、清肺等作用。

而故事中的"白玉"则指代豆腐，豆腐营养极高，素有"植物肉"之美称，富含蛋白质、氨基酸、脂肪、碳水化合物、铁、镁、钾、烟酸、铜、钙、锌、磷、叶酸、维生素B_1、卵磷脂和维生素B_6等，中医认为常食豆腐可补中益气、清热润燥、生津止渴、清肠通便，适用于热性体质、口燥咽干、肠胃不清、病后调养者食用。现代医学证实，豆腐除有增加营养、帮助消化、增进食欲的功能外，对齿、骨骼的生长发育也颇为有益，是儿童、病弱者及老年人补充营养的食疗佳品。

"翡翠白玉粥"的具体做法较为简单：

材料：豆腐100克，白菜200克，熟米饭50克，鸡汤一碗。

做法：

将白菜洗净切丝，豆腐切块，放入烧开的鸡汤中熬熟，再将熟米饭倒入再煮2～3沸即可。

用法：翡翠白玉粥具有清养作用，可生津开胃消食，对于脾虚胃弱、食少消瘦等皆有食疗滋补的效果，一般无特殊禁忌，男女老幼皆适宜。

第八节　小儿若有便秘证，
　　　可试"甘蔗蜂蜜粥"

孩子便秘是很多家长头疼的问题，从字面上看，便秘乃大便内蓄不排之意，一般认为大便一日1次，软硬适中，易于排出为正常，若大便干燥、坚硬、秘结不通，或排便不规律、间隔时间较长（＞2天），或虽有便意而排便困难等皆为小儿便秘的表现。

自古民间就流传有一句老话"大便不通，百病蜂起"，随着现代饮食结构和生活环境的改变，便秘证患儿的数量日渐增多，其证看似虽小，但后患无穷。中医认为人体是一个有机整体，各脏腑功能协调配合，则体内气机的升降出入运行正常，阴平阳秘，人不易生病，最基本体现在吐故纳新及排泄正常，这就涉及两个密切相关的脏腑即肺和大肠，二者通过经络相互络属构成表里关系，在生理上相通，病理上相互影响。肺处于全身脏腑的最高位，覆盖诸脏，《灵枢·九针论》中载："肺者，五脏六腑之盖也。"故得"肺为华盖"之称，有主气、司呼吸，主宣发肃降，通调水道的作用，还能朝百脉、主治节、助心行血，像辅佐一国之君的宰相一样，又得名"相傅之官"。大肠的生理功能主要是传化糟粕和主津，即接收小肠下传的食物残渣，吸收其中多余的水分形成粪便，然后随大肠之气的运行将粪便传至肛门并有节制地排出体外，中医讲五脏六腑各有官职，大肠也因此被称为"传导之官"。正是因为其始终处于不断传导的过程中，应保持"实而不能满"的状态随时待命，才能确保人体气机的正常运行。如肺气肃降正常，则大肠传导如常，大便通畅；若肺失肃降，津液不能下达，则大便秘结；若大肠实热，腑气不通，大便不畅，气机的升降出入亦失调，日久必然导致火热内炽，体内的阴阳平衡被打破，就会引发其他疾病，肺脏疾患诸如咳喘之证尤为突出，从事儿科医疗工作六十余载，所诊患儿无数，对此我深有体会，从经验的角度总结来说，便秘的小儿体质较差，更容易生病，对于相关疾病的治疗难度也相对较大。

产生便秘的原因大致可分为两种：一种是器质性的，简单来说就是西医所讲的人体器官的组织形态结构等出现异常，如先天性巨结肠及巨结肠类疾病、肛门狭窄、甲状腺功能低下所引起的便秘，需要积极治疗原发病，便秘症状才有望改善。还有一种是功能性的，中医辨证此类不外乎虚实两个方面，实者见于各种疾病中，多与火热之邪有关，常作为其他疾病的伴症，如肺热咳喘的患儿可以出现大便秘结不通；虚者便秘限于肠脾，病程较久，便秘则为主症，治疗上应标本兼顾，即治本者治脾、治肠、治气、治血等，治标者导便外达，二者同时进行，并随病情变化各有侧重。

说到这里，若能排除器质性便秘的情况，单就功能性便秘而言，治疗的根本还应放在改善饮食内容，多补充水分和含纤维素多的食物，同时养成排便习惯。现在的家长存在一个喂养误区，就是孩子吃得越多越好，鱼、虾、蟹、肉、蛋、奶一样不少地给孩子补、补、补，"能吃是福"的传统观念根深蒂固，可是也要考虑时代不同对这句话的理解也应有所改变；油炸、膨化等快捷垃圾食品只要孩子一撒娇就买、买、买，毫无底线，殊不知这些食物正一点一点影响孩子的生长发育和健康，最后孩子出现食积症状，脾胃受损，反而影响食欲，排便也会出现异常。话到此处，希望能引起各位家长的关注，下面就向大家推荐一款治疗小儿便秘的食疗粥——"甘蔗蜂蜜粥"。

甘蔗是含纤维(包括非膳食纤维)最多的一种水果，汁多味甜，含糖量比较丰富，其中主要是蔗糖、葡萄糖及果糖，同时，还含有人体所需的其他物质，如蛋白质、脂肪、维生素、钙、磷、铁和多种有益人体的氨基酸成分，能为人体提供相当多的热量和营养，被称作果中佳品，有"秋日甘蔗赛过参"的赞誉。此外，因为甘蔗含铁量丰富，因此也得"补血果"的美称。甘蔗具有清热解毒，生津止渴，和胃止呕，滋阴润燥的药用功效。对于口干舌燥，高热烦渴，大便燥结等津伤不足之症及消化不良、反胃呕吐、呃逆、小便不利等皆有治疗作用。

蜂蜜是众所周知的天然营养品，具有滋阴润燥，补虚润肺，解毒及调和诸药等作用。对于体虚、肺燥咳嗽、肠燥便秘、胃脘疼痛、口疮等有明显的治疗效果。更有研究表明，蜂蜜中含有与人体血清浓度相似的各种无机盐，如钙、铁、锰、铜、钾、磷等，还有多种有机酸和维生素，因此被称为"血清之王"。此外，蜂蜜中含有的各种糖分、酶类和蛋白质等，对人体也十分有益。

"甘蔗蜂蜜粥"的具体做法较为简单：

材料：鲜甘蔗取汁100毫升，蜂蜜40毫升，粳米50克。

做法：

将粳米淘净后加水适当煮粥，待粥熟掺入蜂蜜、甘蔗汁，再煮一二沸即成。

用法：甘蔗蜂蜜粥具有清热解毒，润肠通便的功效，便秘小儿每日1剂，连服3~5天，配合适当运动多可取效。此外一些热病后津液不足、肺燥咳嗽等证亦适合服用。

第九节　如有小儿手脚凉，
宜食"当归生姜羊肉粥"

　　往往遇到小儿手脚发凉时，我都会先建议家长注意监测孩子的体温变化，因为小儿脏腑娇嫩，形气未充，易被外邪所侵而生病，且小儿病情变化较为迅速，有些孩子发热初起肢体循环较差表现为手脚冰凉，中医称此为"手足厥冷"，但躯干及头面部热势逐渐显现并骤然升高，可伴有寒战，也就是俗话常说的"打摆子"，这种情况下短时间内体温很难得到有效控制，对此，医圣张仲景曾有"凡厥者，阴阳气不相顺接便为厥。厥者，手足逆冷者是也"及"厥深者热亦深"的论述，意思就是说当体内热势过于旺盛，过多的热量就会壅滞于体内，造成经络之气的循行不畅，不能及时传达于四肢，故而躯干部位的热量积聚不散，体温越是升高，手脚就越是冰冷，这种情况往往容易被忽视，家长们又会错误地认为孩子手脚凉是因受寒怕冷，不停地给孩子捂了一层又一层，导致体温迅速上升难以有效发汗散热，很容易因温度过高出现热性惊厥，即意识不清、牙关紧闭、两手紧握、角弓反张等抽搐的表现，因此，在没有体温计的情况下，家长们应该学会如何对孩子的体温做出基本的判定，最简单可行的办法是大人将双手搓温放于孩子的腋下感受体温或是将脸颊贴近孩子呼吸的鼻孔周围来感受孩子呼出气体的温度是否有灼热感来判断孩子是否发热。

一旦出现发热伴手脚凉的情况，疏通经脉尤为重要，这能使壅塞于躯干中的热量输送到四肢，起到散热降温的作用。做法很简单，家长可以稍用力揉搓孩子的手脚或者用热水泡一泡，并用温水擦拭颈部、躯干部、腋窝、肘窝、腹股沟等处起到物理降温的目的，之前章节中提到的捏脊疗法也适合此时应用，但若体温升至38.5℃，还是需要口服儿童退热药来辅助降温。

除了发热可以出现手脚凉以外，若平时孩子也容易出现手脚凉，特别是在外界温度较低，即使做了保暖措施也不见好，这多数是因体虚导致气血运行不畅的结果。这里的虚主要包括了气虚、血虚、阳虚等。小儿为"稚阴稚阳"之体，五脏六腑成而未全，全而未壮，其属阴的质和属阳的功能方面都是幼稚嫩小不成熟的，所以就容易出现虚的表现。比如血虚则行于脉道中血的质和量都不足，难以起到濡养机体组织器官的作用；气虚则推动运血无力，不能推动血液到达各脏腑组织器官；阳虚则体内津血脏腑器官失于温煦。并且，中医讲气属阳而血属阴，气推动血液运行，血濡养机体组织器官，气为血之帅，血为气之母，二者相辅相成。关于上面谈到的气虚、血虚、阳虚，打个比方来帮助大家理解，冬天家家都有暖气供应，其正常运行需要具备几个条件，即有足够可循环的水经燃煤加热，再经循环泵加压后输送到各家各户然后再回流，如此往复，任何一项出现问题，都会影响暖气管道的热量供应，这和人体末梢血液循环的道理相通。而人体四肢的末端属于运动较多的关节区，脂肪、血管相对较少，热量就更容易散失。针对小儿手脚凉，也有适合的食疗粥——"当归生姜羊肉粥"。

当归，是补血常用的中药之一，入药部位为根部，其味甘，性辛温，归肝、心、脾经，具有补血调经、活血止痛、润肠通便的作用。因其甘温滋润，补血之力强，又有润肠通便之效，被称为"补血圣药"，可用于治疗血虚诸证及血虚引起的肠燥便秘等；其辛散温通，活血行瘀之力强，对于虚寒性腹痛、妇女月经不调、痛经及跌打损伤等也有明显的治疗作用。

生姜，可谓是厨房再熟悉不过的调味品，也是药食同源之物。其味辛，性温，归肺、脾、胃经，能解表、散寒、温中、止呕，还有一定解毒的作用。对于风寒感冒初起，脾胃虚寒、呕吐、肺寒咳嗽等皆有效。

羊肉，味甘，性温，入脾、肾二经，是百姓餐桌常见的肉制品之一。其肉质细嫩，且脂肪、胆固醇含量也较猪肉和牛肉少。李时珍在《本草纲目》中提到："羊肉能暖中补虚，补中益气，开胃健身，益肾气，养胆明目，治虚劳寒冷，五劳七伤。"羊天性耐寒，食羊肉也能驱寒强身，温补气血，对体虚畏寒、腰膝酸软等虚寒类疾病及面黄肌瘦、气血两虚等虚劳性疾病皆有治疗和补益的效果。最适宜于冬季食用，故被称为冬令补品，深受人们欢迎。

"当归生姜羊肉粥"的具体做法较为简单：

材料：当归20克，生姜20克，羊肉200克，粳米50克，食用盐适量。

做法：

将当归、生姜冲洗干净，切片；羊肉洗净切碎；粳米淘净；将当归、生姜先煮20~30分钟，将药渣捞去，留汁炖羊肉，加少许食盐调味；待羊肉烂后，放入粳米，煮30~50分钟即可。

用法：食肉喝汤，趁热为佳。有温中、补血、祛寒的功效，特别适合冬日早晚食用。

除此食疗法以外，小儿手脚凉还需注意保暖，特别注意腿、脚的保暖，如果下肢保暖做得好，全身都会觉得暖和；还有，就是不穿紧身衣，尽量给孩子选择宽松舒适的衣服，否则衣服过紧会有碍血液循环；人体手、脚部穴位较多，按摩小儿手脚，配合适当运动可以增加机体血液循环和新陈代谢，对于缓解小儿手脚凉的症状同样有效。

第十节 小儿时有脾胃弱，
应尝"红枣糯米粥"

中医讲"脾胃为后天之本，气血生化之源"，历代医家诊病皆注重调护人体脾胃，《黄帝内经·平人气象论》中写道："平人之常气禀于胃，胃者平人之常气也，人无胃气者曰逆，逆者死！"这里提到的平人指代的是正常人，也就是说正常人的脉气都来源于胃，若人的脉象中没有胃气，就会死亡。可见脾胃功能的正常非常重要，能决定人的生死，可将脾胃与气血的生化结合在一起，对此有些人不解，认为血是从心脏泵出的，与脾胃有何联系，其实大家的思维只是局限于西医的解剖学和生理学，而中医却是从一个宏观的角度看待和解决问题。

提到气血，大家都不陌生，气与血是人体内的两大类基本物质，在人体生命活动中占有很重要的地位，如《素问·调经论》说："人之所有者，血与气耳。"《景岳全书·血证》又说："人有阴阳，即为血气。阳主气，故气全则神旺；阴主血，故血盛则形强。"人体中的气有推动、温煦、防御、固摄等作用，即能推动血液在血管内运行，还能推动人体津液的生成、输布和排泄；气的温煦作用能调节人体的体温，保证人体各脏腑组织器官及经络正常的生理活动，使血液和津液能够始终运行通畅而不凝滞；气的防御作用可抵挡外界的邪气，还能驱逐已入侵的病邪，使人体战胜疾病；气的固摄作用能约束血液在脉道中运行而不溢出脉外，并保证汗液、尿液、唾液都能正常地分泌和排泄，不至于过度亡失。而血循脉周流于全身，发挥营养和滋润作用，为脏腑、经络、形体、诸官窍的生理活动提供营养物质，故气是血液生成和运行的动力，血是气的化生基础和载体，二者互根互用，因而有"气为血之帅，血为气之母"的说法。《黄帝内经》中又说："神者，血气也。"可见气血还是化生精神的基础物质，故气血的多少，与人的精神状态息息相关。气血充盛，则神志精明；气血不足，则精神萎靡。

说完了气血，再联系一下脾胃，人体摄入的饮食物需要依靠胃的受纳腐熟，然后经过脾的运化将全部精华疏布给其他脏腑提供能量。脾胃因此得仓廪之官一职，即脾是为五脏六腑供给能量的后勤大员，而胃是气血原料加工的制造者。脾胃健运则使气血化生动力充足，一旦脾胃虚弱则气血化生无力，人体就会出现一系列气血不足的表现。

对于处在生长发育时期的小儿，脾胃成而未全，全而未壮，会因为先天禀赋不足，或后天喂养失当出现脾胃虚弱的表现，如面黄发疏、双眼无神、皮肤干燥、食欲不振等。一些条件好的家长见孩子出现此种状况，盲目地给予海参、鲍鱼、林蛙、鱼翅等予以滋补，这种方法是极其错误的，小儿反会因虚不受补而出现一系列不适症状。中医讲"五谷为养，五果为助，五菜为充，五畜为益"，既然食物是气血的原料，那么小儿脾胃虚弱、气血不足还是要通过饮食来调理。下面就向大家介绍一款适合小儿脾胃虚弱食用的养生粥——"红枣糯米粥"。

糯米含有蛋白质、脂肪、糖类、钙、磷、铁、维生素、烟酸及淀粉等，营养丰富，为温补强壮食品；具有补中益气、健脾养胃、止虚汗之功效，对脾胃虚寒、食欲不佳、腹胀腹泻有一定缓解作用；糯米有收涩作用，对尿频、盗汗有较好的食疗效果。

大枣含有维生素A、C、E、P，生物素，胡萝卜素，磷、钾、镁等矿物质，叶酸，泛酸，烟酸等。可提高人体免疫力，防治骨质疏松和贫血，软化血管，安心宁神。中老年人更年期骨质疏松、青少年生长发育高峰期缺钙、女性易贫血缺铁等，食用枣类食品都会有很好的食疗效果，病后体虚的人食用枣类也有很好的滋补作用。

"红枣糯米粥"：

材料：糯米100克，红枣70克，红糖适量。

做法：

将糯米和红枣淘洗干净，用水浸泡半个小时；锅中放入适量水烧开，将泡好的糯米、红枣倒入开水中大火煮开后转小火，加盖留小缝，熬30分钟，注意观察，不要让粥溢出来，并用勺子搅动，待粥熟后酌加红糖适量即可。

用法："红枣糯米粥"可养胃补虚，治疗小儿脾胃虚弱所致的气血亏虚之证，适合长期服用。

第十一节　若要小儿食积消，
"山楂麦芽粥"相宜

随着现代生活条件及饮食水平的进一步提高，食积证已成为儿科的常见病，小儿各年龄组皆可发病，但以婴幼儿居多。所谓"食积"，即食滞不消、日久成积之意，多因小儿脾胃虚弱，饥饱不能自节，加之独生子女偏多，家长们又缺乏喂养经验，错误地认为孩子吃得越多越好，生怕吃得少，输在成长的起跑线上，每天换着花样，追着撵着喂养，饭后又供应各种零食、水果，让孩子的嘴一刻也不得闲，相信大多数家长都有过类似的喂养想法和做法，可是以上种种的错误喂养方式，只会增加小儿胃肠负担，导致乳食内伤、积滞不化、脾运失司出现不思乳食、嗳腐吞酸、腹胀便秘或大便酸臭如败卵夹有不消化食物、舌苔厚腻、脉滑等一系列伤食的表现。

既然食积是因乳食不消所致，自然就有伤乳和伤食之别。婴儿期多因乳哺不节制，或人工喂养过量，或乳液变质，温度失宜，乳积胃中，壅而不化成伤乳；幼儿及年长儿多因喂养不当，饮食偏嗜、偏杂，过食肥甘厚味、生冷、黏腻不节之物，消化不良则伤食。古人言："饮食自倍，肠胃乃伤""胃气一动，百病峰起"，食积就像是一根导火索，若得不到及早的重视和治疗，会引起一连串的其他疾病，比如食积内热，因积滞日久而从热化，除食积症状以外，多伴有颊赤、口唇干红、手足心热、睡喜蜷腿俯卧、辗转反侧、大便干、小便黄等内热及伤阴等症象，诸如此类还有食积咳嗽、食积哮喘、食积呕吐、食积腹泻、食积腹痛等。此外，素体小儿体虚不足或在一些疾病发生、发展及愈后等阶段，脾胃功能受累较弱之时，喂养不当也可引起食积。少数患儿食积日久，迁延失治，脾胃之功能严重受损，可影响食物及营养的正常摄入和吸收，造成生长发育不良，形体日渐羸瘦，逐渐转化成疳证，故前人又有"积为疳之母，无积不成疳"之说。

中医儿科古籍《医宗金鉴·幼科心法要诀》中对小儿食积的产生和预防早有记载："夫乳与食，小儿资以养生者也。胃主纳受，脾主运化，乳贵有时，食贵有节，可免积滞之患。若父母过爱，乳食无度，则宿滞不消而疾成矣。"《幼幼集成·食积证治》中更是提到小儿食积的治疗："夫饮食之积，必用消导。消者，散其积也；导者，行其气也。脾虚不运则气不流行，气不流行则停滞而为积。"

食积的来龙去脉皆已弄清，若家中孩子出现食积症象有何食疗妙招可以补救呢，"山楂麦芽粥"不妨一试。

山楂果实酸甜可口，含有丰富的山楂酸、柠檬酸、维生素、黄酮类、微量元素等，能生津止渴，亦可入药使用，归脾、胃、肝经，有消食化积、行气散瘀、降脂化浊等功效。现代研究证实食用山楂能增加胃中消化酶的分泌，所含蛋白酶、脂肪酸，还可促进肉食类的分解消化，对于米、面、薯、芋、肉食之积的消导皆有效。

麦芽的功效前面章节中已有体现，在此不再赘述。下面就来介绍一下"山楂麦芽粥"的具体做法：

材料：山楂30克，麦芽30克，冰糖适量，粳米40克。

做法：

将麦芽洗净控水，山楂洗净，去籽切片，二者同炒焦后放入适量清水煎煮15分钟后去渣留汤，放入淘净后的粳米一起煎煮，待粥熟掺入冰糖适量，再煮一二沸即成。

用法：食积小儿每日1剂，3天即可见效。其中，炒麦芽善消食，除积滞；焦山楂解肉食油腻，行积滞；二药合用，消食化滞，健脾开胃，且味酸甜美，小儿乐于饮用。

自古"惜儿之心人皆有，惜儿之术人皆乏"，对于小儿食积证治疗不是目的，关键在预防，中医自古就有"若要小儿安，需忍三分饥与寒"，切记小儿的喂养宜定时定量，不应过饥过饱，食品宜新鲜清洁，少食生冷、肥腻之物，不应偏食、杂食，注意合理喂养。

第十二节　小儿肥胖"湿"作祟，
"藿香荷叶粥"减肥

出诊时总有家长询问我："大夫，你看我家孩子是不是缺营养，别人家的孩子嘴壮能吃，长的又结实，胖乎乎的，体重明显比我家孩子重很多，我是不是也应该给孩子补一补？"就此，我想给大家普及一个儿科常识，即粗略推算各年龄阶段小儿体重的公式：

小于6个月　体重（千克）= 出生时体重 + 0.7 × 月龄

7～12个月　体重（千克）= 7 + 0.5 ×（月龄 - 6）

1岁以上　　体重（千克）= 8 + 2 × 年龄

体重测定值是反映小儿体格生长及营养情况的重要指标，但小儿体重的增长却非匀速，一般在青春期前年龄越小，增长速率越快，并且每个孩子的生长都有自己的特点，也会遗传父母的体质，但只要科学喂养一般问题不大，测量后的体重在正常年龄范围内上下浮动10%都属于正常，但体重增长明显与身高不协调则多见于小儿肥胖症。肥胖症的小儿看似胖乎乎，惹人喜爱，甚至有不少家长因此成就感十足，

并打算继续原来的喂养方式，请有此意的家长不妨听我絮叨一番。

儿童肥胖症多是因为小儿能量长期摄入超过正常的消耗，导致体内脂肪积聚过多而引起的一种慢性营养障碍性疾病。有数据显示，在一些较大的城市，儿童肥胖发生率已超过20%，这代表着可能每5个孩子中就有1个是肥胖儿。儿童肥胖容易出现血压、血脂的异常，重度肥胖还有患糖尿病的风险。并且，随着年龄和体重的逐步增长，肥胖也会加重患儿的心理负担，如得不到重视和及时有效的控制，1/3左右的儿童肥胖会迁延至成人肥胖，成为高血压、动脉硬化、胆囊炎、胆结石、糖尿病、肾结石等病早发的高危人群。

哪些原因可引起小儿肥胖呢？排除一些药物或疾病因素导致的肥胖外，多是由于营养摄入过多造成的。一些高糖、高脂、高热量的食物，比如常食甜食、饮料、糕点、糖果等含热量较高的食物，又缺少运动，日积月累就会转化为脂肪形成肥胖症。此外，与家族遗传和出生时体重较大也密切相关。

中医认为小儿肥胖多和"湿"有关，这里的"湿"主要讲的是痰湿，因为古代中医没有肥胖症一说，而体型肥硕之人多半少气懒言，形盛气衰，因人体进食食物需经过脾胃的腐熟运化，将有用的精微输布到全身，其余剩物排泄出体外，以维持正常的生命活动。肥胖之人多半能食，即胃的功能正常或是亢进，而脾的运化出现问题。我们知道脾喜燥而恶湿，过量的食物进入人体后需要经过脾的运化转输，方可营养周身，故脾出现问题后往往是脾虚化湿之力不足，过多的营养物质难以吸收转化，转而酿生痰湿滞留体内而成肥胖，痰湿重，会造成气血不足，没有足够的能量将身体内部的废物排出体外，从而堆积在身体内部组织的间隙，逐渐增加，慢慢变胖。因此就有"肥人多痰"一说。下面向大家介绍一款健脾祛湿的儿童养生粥——"藿香荷叶粥"。

对于藿香、荷叶大家应该并不陌生，之前的选药篇多有讲解，现将具体做法介绍如下：

材料：藿香20克，荷叶20克，粳米50克，冰糖适量。

做法：

在砂锅中放入适量清水烧热，将备好的藿香、荷叶放入搅拌均匀，用大火煮20分钟至有效成分析出，然后将药材捞干净放入淘净的粳米搅拌均匀续煮30分钟即可，待粥熟掺入冰糖适量即成。

用法：藿香荷叶粥具有补中益气，健脾除湿、养胃等功效，适合肥胖小儿及夏季暑湿较盛时适量服用。

对于肥胖症的治疗，最主要的是控制饮食的量和质，小儿处于长身体阶段，家长们怕孩子减肥会出现营养不良，所以建议选择低脂肪、低碳水化合物、高蛋白的喂养原则，因为蛋白质在儿童成长过程中发挥着巨大的作用，可提供人体生长发育必需的氨基酸，所以肉、蛋、奶、鱼类应正常摄入，此外为了增加饱腹感可选择体积大而热量低的蔬菜、高纤维的食物和水分多的食物，含糖分低的水果。同时，严禁食用油炸、高油脂、高热量食物，注意三餐饮食规律，不暴饮暴食，不睡前加餐，适当有氧运动，持之以恒多可取效。

第十三节 "桂花甜藕粥"沁心脾，
　　　　　　　可治小儿厌食证

八月金风送爽，十里桂花飘香。金秋八月，正是观赏桂花的好时节。桂花的品种繁多：其灿如黄金的为金桂，花色淡黄的为银桂，橙红夺目的为丹桂。桂花，古称"天香"，能驱寒暖身。清代《闲情偶寄》中说："秋花之香者，莫能如桂，树乃月中之树，香亦天上之香也。"桂花的气与味独特，入口香气在口中蔓延，久不散，舌尖上的味道有微辣，舌根上留下的味道是苦味。桂花气味浓重，辛香随气，最易走窜，可谓是花材里的"温阳担当"。《本草纲目拾遗》："桂花，味辛，性温。"中医认为，桂花性温味辛，入肺、大肠经，有散寒、温胃、消瘀等功效。它既可观赏，又可入药。它和肉桂、桂皮、桂枝这些在食材中带桂字辈的食效相似，都有性温发散风寒、宣通阳气的作用，能为身体驱走阴寒，唤醒脾胃。

《吕氏春秋·本味》云："和之美者，阳朴之姜，招摇之桂。"古人喜欢在吃糕点或者喝糖水时，就连吃一碗简简单单的藕粉，都要洒一小把桂花在上面。只是撒这么一点儿，就能使食物的味道变得馥郁芬芳，用桂花的香气调和食物的属性，多一点儿温热之气，唤醒脾胃。桂花驱寒有一个方子叫桂花汤，这个是古书里少有记载的以桂花为主的方子。在《遵生八笺》《太平惠民和剂局方》里都有记载，搭配少许姜与甘草磨粉加入盐来服用，书中说"可治一切冷气"。桂花薏苡仁粥，有清热利湿、健脾和中作用，尤其对儿童湿疹疗效明显。桂花菊花茶有清热解毒、和中暖胃之功用，对小儿胃热口臭有很好的疗效。

时入秋天，鲜藕应令上市，藕是家常菜谱不可缺少的一道美味。《尔雅·释草》云："荷，芙渠，其实莲，其根藕。"藕，睡莲科植物莲的肥大根状茎，外皮黄白色，内为白色，中通外直，在华夏大地已有3000余年栽培史。藕，不仅是佳蔬美果，也是一味良药。祖国医学认为，生藕味甘凉入胃，可消瘀凉血，清烦热，止呕渴；熟藕性味甘温，有益胃健脾、养血补虚、止渴的功效。《随息居饮食谱》载："藕以肥白纯甘者良。生食宜鲜嫩，煮食宜壮老，用砂锅桑柴缓火煨极烂，入炼白蜜收干食之，最补心脾。"《本草逢源》认为藕能"治虚损失血，吐利下血。又血痢口噤不能食……"《纲目拾遗》称藕粉"调中开胃，补髓益血，通气分，清表热，常食安神生智慧，解暑生津，消食止泻"。

我国的藕主要分布于中、南部诸省区浅水泽塘，尤以湘、江、浙栽培为盛。白如玉，状如臂，清脆甜爽，脆嫩鲜美，落口消融，食而无渣，被人称为"泥水深处的鲜水果"；苏州的莲藕，有"雪藕"之称，早在唐代就列为贡品，其色白如雪，脆嫩甜美，胜似鸭梨；杭州的西湖莲藕，质地白嫩，似少女之臂，享有"西施臂"之称，清脆爽润，甘甜美味。

藕，果蔬兼用，为果生吃，或当蔬熟食，皆鲜美可口，饶有风味。藕入肴，烹法五花八门，炒、拌、煎、炸、熘等皆可。藕在地方名菜中占有一定席位，著名的如："藕粉圆子"是江苏盐城的名菜，社会学家费孝通对其赞之有加，曾描述道："形如弹丸，娇嫩肥泽，色似一颗颗没有去壳的新鲜荔枝，入口着舌，甜而不腻，厚而不实，非浆非固，嚼及其核，桂香满口。"扬州的"蜜饯捶藕"，软糯香甜，独具风味；湖南的"玫瑰藕饼"，色泽金黄，黄中透白，藕泥酥甜松软，玫瑰清香扑鼻；广东的"莲藕煲猪蹄"，绵香醇厚，风味诱人；安徽的"豆沙藕球"，藕脆馅软，甜鲜爽口，清香宜人；山东济南的"姜拌藕"，质地细嫩，清凉脆爽。

小儿时期脾常不足，孩子不懂调节饮食，易出现挑食、偏食现象。如孩子先天脾胃虚弱或寒凉湿热等邪气侵犯脾胃，会导致小儿脾胃功能受损而出现厌食证。"桂花甜藕粥"香气馥郁，润肺健脾，可有效调理孩子脾胃，治疗小儿厌食证。

材料：桂花适量，莲藕50～100克，粳米50～100克。

做法：

1. 将粳米洗干净，浸泡1小时左右。

2. 在砂锅内倒入水，大火烧开后，放入莲藕和粳米。小火煮30分钟左右。

3. 快煮好时，放入桂花或桂花蜜，稍凉后，香气扑鼻，孩子即可品尝美味。

第十四节　常服"五谷养胃粥"，使儿暖身理中气

南宋陆游有诗云："今朝佛粥更相馈，更觉江村节物新。"清代李福增云："腊月八日粥，传自梵王国。七宝美调和，五味香掺入。"相传，释迦牟尼佛出家修道，经六年苦行，于腊月八日在菩提树下悟道成佛。六年中，每日仅食一麻一米。后人不忘他所受的苦难，效仿释迦牟尼成道前，牧女献乳糜的传说故事，用香谷、果实等煮粥供佛，于每年腊月初八吃粥以做纪念。

腊八节，俗称"腊八"，即农历十二月初八，古人有祭祀祖先和神灵、祈求丰收吉祥的传统，一些地区有喝腊八粥的习俗，腊八粥也叫七宝五味粥。我国喝腊八粥的历史，已有一千多年，最早开始于宋代。每逢腊八这一天，不论是朝廷、官府、寺院还是黎民百姓家都要熬腊八粥。到了清朝，喝腊八粥的风俗更是盛行。在宫廷，皇帝、皇后、皇子等都要向文武大臣、侍从宫女赐腊八粥，并向各个寺院发放米、果等供僧侣食用。在民间，家家户户也要熬腊八粥，祭祀祖先；

同时，合家团聚在一起食用，馈赠亲朋好友。在这一天，人们用五谷杂粮加上花生、栗子、红枣、莲子等熬成一锅香甜美味的腊八粥，是人们过年中不可或缺的一道主食。由农历的冬至日开始数九，天寒地冻，冰雪白霜，漫长的隆冬在人间意味着修整蛰伏迎来新的开始。一锅热气腾腾的腊八粥，意味着奏起了新年的序曲。

有中国人的地方就会有腊八粥，可是腊八粥的做法，如同各地的方言一样，各有不同。由一般的白粥、青菜粥到腊肉、腊鸡皆可加入的荤粥，荤素皆有，可谓是咸甜皆备。"五谷为养，五果为助，五畜为宜，五菜为充"等多方面的粥方，旁涉博大精深的饮食文化、养生文化和中药文化，以及与之相关的诗词歌赋等。五谷杂粮，各取所需。据说，北京人做腊八粥最讲究，掺在白米中的，有红枣、莲子、核桃、栗子、杏仁、松仁、桂圆、葡萄、白果、青丝、玫瑰、红豆、花生……不下二十余种，现在的腊八粥配料是依个人口味而定的，一般的有粳米、花生、绿豆、红豆、莲子等。其他还有自选辅料的扁豆、红枣、桂圆、山药、百合、枸杞子、薏苡仁、小米、其他豆类等。

清代曹燕山撰《粥谱》，对腊八粥的作用讲得详尽，认为腊八粥是"食疗"之佳品，有"和胃、补脾、养心、清肺、益肾、利肝、消渴、明目、通便、安神"的功效。对于小儿来讲，腊八粥同样也是有益的美食。其实，何止是腊八，平素喝粥，对小儿也是大有裨益。

下面推荐一款由腊八粥演变而来的小儿"五谷养胃粥"。

材料：粳米50克，黄小米50克，黏黄米50克，糯米50克，高粱米50克，红小豆100克，莲子100克，桂圆100克，花生米100克，栗子100克，小红枣100克，陈皮15克，白糖适量。

做法：

1. 先将莲子去衣去心放入碗中加热水浸没，再放入蒸笼，用大火蒸约1小时，蒸熟取出备用。

2. 将桂圆去掉皮、核，只要肉；将栗子剥掉壳及衣。

3. 在锅内放入适量的水，然后把红小豆、花生米、小红枣洗干净倒入锅内煮，待煮成半熟时，再将粳米、黏黄米、糯米洗干净倒入锅内一起煮，待锅开后，再用微火煮。将粥煮熬到七八成熟时，把蒸熟的莲子倒入粥内搅拌均匀，开锅后再煮一会儿移下火来，盛入清洁消毒的锅内，撒上白糖。

功用：此粥有养胃、健脾、补中益气的功效。

饮食养生，借粥而行之。一碗貌似平常的粥，却饱含着"至道无痕"的大义，不愧是冬季养生暖身第一粥。

天寒地冻，给孩子喝一碗暖身养胃五谷养胃粥吧!

第十五节　"桑葚葡萄粥"滋肝肾，
明目养阴又健脾

　　桑葚历来有"人间佳果"之美誉，桑葚又名桑果，早在两千多年前，桑葚已是中国皇帝御用的补品，桑葚具有延缓衰老、美容养颜之功效。《孟子》亦有"五亩之宅，树之以桑，五十者可以衣帛矣"的理想。春到三四月，桑葚正当时，每当桑葚成熟的季节，乡下的孩子喜欢爬到桑树上摘桑葚来吃。这一大自然的馈赠其实既是我们日常口中的美食，还可以入药，是经典的药食同源之食材。

　　桑葚为桑的聚合果，圆筒形，红色或暗红色。果期4～5月。桑葚又叫桑实、桑果、桑枣、乌椹等。桑葚又有紫黑、白两种，鲜食以紫黑色为补益上品，以个大、肉厚、味甜为最佳；其干品味酸，颇似葡萄干。李时珍认为桑葚可救荒，他在《本草纲目》中就提到魏武帝的军队缺粮，用干的桑葚来充饥；金末遇到严重灾荒，百姓都食用桑葚，无数人因而得以活命。中医认为桑葚味甘酸，性微寒，入心、肝、肾经，为滋补强壮、养心益智佳果，具有补血滋阴、生津止渴、润肠燥等功效，主治阴血不足而致的头晕目眩、耳鸣心悸、烦躁失眠、腰膝酸软、须发早白、消渴口干、大便干结等症。《滇南本草》中记载，桑葚"益肾脏而固精，久服黑发明目"。中医认为，黑色入肾，桑葚和黑米、黑芝麻、木耳、黑豆等一样，都是滋阴补肾的佳品，常食可美容乌发，同时对于贫血、脱发的情况也大有裨益。"桑葚桂圆粥"：将新鲜桑葚50克，桂圆30克，花生50克，糯米、黑米各25克一起熬粥食用。如果没有新鲜桑葚，那么也可以用药店买来的干桑葚代替。桂圆、黑米等也是滋阴、补气血常用的食物，《随息居饮食谱》记载桂圆说："补心气，安志定神；益脾阴，滋营充液。"此粥可有温养气血，健脾养肾之功用。

葡萄首载于《神农本草经》，云："主筋骨湿痹，益气，倍力强志，令人肥健，耐饥，忍风寒。久食，轻身不老延年。"葡萄不但具有广泛的药用价值，还可用于食疗：头晕、心悸、脑贫血时，每日饮适量的葡萄酒2～3次，有一定的治疗作用；干葡萄藤15克用水煎服可治妊娠恶阻。我国历代医药典籍对葡萄的药用均有论述。《居家必用》上还曾记载葡萄汁有除烦止渴的功能。《圆运动的古中医学》中记载："葡萄干，能温补肝肾，性极和平。出疹时每日服一钱，最保平安，七日全愈。"葡萄性平味甘，能滋肝肾、生津液、强筋骨，有补益气血、通利小便的作用，可用于脾虚气弱、气促乏力、水肿、小便不利等病症的辅助治疗。《本草纲目》载："葡萄北方以之补肾，南方以之稀痘，可以悟矣。"清代的《花镜》载："葡萄俗名草桃。张骞从大宛移来，近日随地俱有，然味不如北地所产之大而甘。"自古以来，北方人就有吃葡萄干补肾的习惯，而南方人则会吃葡萄干用来减少因肾气不固而发痘疹的概率。所以古人想要补肾，相较于大补方，还有一个简便方，就是每天吃一小把葡萄干，老少皆宜。

桑葚和葡萄最大的不同，在于一个凉、一个温。鲜桑葚"脾胃虚寒作泄者勿服"，而葡萄却有暖胃健脾的功效。不过把它们晾晒制成果脯之后，都变得平和了，两种食材配在一起，滋养之力倍增。

下面推荐一款小儿养生粥——"桑葚葡萄粥"。

材料：桑葚、白糖各30克，葡萄干10克，薏苡仁20克，桂圆20克，粳米50克。

做法：

将桑葚、薏苡仁洗净，用冷水浸泡数小时。淘洗净粳米，置铁锅中，加桑葚、薏苡仁、桂圆及浸泡水，加葡萄干，先用大火煮开，再改用小火煨粥，粥成时加入白糖，拌匀即可。

功用：滋补肝肾，健脾明目。

第十六节　时令"雪梨生地粥"，
清甜粥香生津液

　　《黄帝内经·素问》载："秋三月，此谓容平。天气以急，地气以明；早卧早起，与鸡俱兴；使志安宁，以缓秋刑；收敛神气，使秋气平；无外其志，使肺气清，此秋气之应，养收之道也。逆之则伤肺，冬为飧泄，奉藏者少。"秋气之应，养收之道，秋气与肺气相通，秋季阳收阴藏，物候干燥，要在此时防燥护阴，为来年阳气生发打基础，不应耗精而伤阴气，应合理调理养肺，使意志安逸宁静，以缓和秋天肃杀之气，以适应秋天干燥的气候。

　　肺主气，司呼吸，肺合皮毛又与大肠相表里，秋燥袭肺，"燥胜则干"，可表现为口、唇、鼻、咽、舌一派"燥干"表现，或有大便秘结，皮肤干甚至皲裂。燥邪伤肺，轻则干咳少痰，痰黏难咯，重则痰中带血。雪梨味甘性寒，梨的金气和秋气相应，梨花开出是白的，中医讲"白色入肺"，具生津润燥、清热化痰、润肺止咳之功效，特别适合秋天食用。《本草纲目》记载："梨者，利也，其性下行流利。"它药用能治风热、润肺、凉心、消痰、降火、解毒。现代医学研究证明，梨确有润肺清燥、止咳化痰、养血生肌的作用。因此对小儿急性气管炎和上呼吸道感染的患者出现的咽喉干、痒、痛、音哑、痰稠、便秘、尿赤均有良效。

冰糖雪梨能清热止渴，适用于小儿外感温热病毒引起的发热、伤津、口渴等。冰糖雪梨有滋阴润肺，养胃生津的功效。对慢性气管炎、百日咳、慢性咽炎等病证都有很好的效果。冰糖雪梨，清甜可口，生津养胃，可祛除痰热、滋阴润肺，和中止呃，如果孩子是上火引起咳嗽、痰多等症状，就可以做一碗冰糖雪梨，帮助止咳、润肺。从中医节气看，秋天是气候转换的分界点。天气逐渐变凉，孩子容易感冒、咳嗽，有些人甚至会出现腹泻、肠胃功能失调的情况。中医讲肺主治节，到秋天的时候，可让孩子服用雪梨膏。雪梨性寒凉，能生津止渴，润肺清心，利肠解毒，可达到润肺止咳、清热化痰、宁心安神的功效。经过传统技法熬制成的雪梨膏，具有清肺热、润燥止渴的功效。可用于小儿干咳，久咳等病症。关于雪梨膏，还有个民间流传的小故事。起初，雪梨膏一直作为皇宫的御用养生佳品。直到清代，才由宫中太医将此方带到民间。自此以后，百姓们一有咳嗽感冒，不是去看郎中，而是自家熬上一碗雪梨膏，取一勺用温开水化开，喝下去甜丝丝的，没有一点儿药味，还带着淡淡的梨香，似秋日里收获的芬芳。

生地黄，首见《神农本草经》，载："味甘，寒。主治折跌，绝筋，伤中，逐血痹，填骨髓，长肌肉。作汤除寒热积聚，除痹。生者尤良。"它是玄参科、地黄属植物地黄的块根。主要分布于辽宁、河北、河南、山东、山西、陕西、甘肃、内蒙古、江苏、湖北等省区。因其味甘、苦寒，归心、肝、肾经。所以滋阴补血、益精填髓、清热凉血、生津的功效尤为明显。

　　相传在唐朝，有一年黄河中下游瘟疫流行，百姓得了瘟疫，无药可治，县太爷来到神农山药王庙祈求神佑，得到了一株根状的草药，送药人将此药称为地皇，意思是皇天赐药，并告诉他神农山北草洼有许多这种药，县太爷就命人上山采挖，解救了百姓，瘟疫过后，百姓把它引种到自家农田里，因为它的颜色发黄，百姓便把地皇叫成地黄了。明代药物学家李时珍在《本草纲目》中记载："今人唯以怀庆地黄为上。"历代中医古籍都有地黄的论述，而且又将地黄分为生熟两种。早在汉代《伤寒论》"炙甘草汤"云："脉结代，心动悸之证，故因气血衰微，然血液不能充盈脉管，心脏无力推动血脉，必有瘀血留滞，炙甘草汤中，炙甘草为四两，生地为一斤，取其滋阴养血复脉之功。"《普济方》云："小儿热病，壮热烦渴，头痛：生地黄汁三合，蜜半合，和匀，时时与服。"对于小儿温热病后期，因热邪伤耗津液而致的口渴、食欲不振、下午烦热、暮热早凉等症，亦有良效；也可用本品与麦冬、玉竹、沙参、梨汁、冰糖、藕汁、生麦芽、炒谷芽、香稻芽等同用，可以养阴生津，清热益胃。

　　下面推荐一款小儿养阴生津药膳——"雪梨生地粥"。

　　材料：雪梨1个，生地黄30克，麦冬20克，砂仁5克，粳米100克，冰糖适量。

　　做法：

　　将鲜生地、雪梨洗净切片与麦冬、砂仁并放入砂锅，加清水适量，煎煮30～40分钟，去渣留汁，放入淘洗干净的粳米煮至成粥，稍加冰糖调味即可。

　　功用：具有清热养阴、健脾和胃的功效。

　　注意事项：生地寒凉黏腻，易碍脾胃，不宜久服，故煮制时加点姜汁，以保护胃气；如孩子脾虚有湿，腹满便溏者不宜选用；《药性论》有"忌三白"的记载，故服食"雪梨地黄粥"时不宜与葱白、韭白、薤白同服。

第十七节　冬季温补调气血，
宜进"龙眼枸杞粥"

《黄帝内经》云："冬三月，此谓闭藏。水冰地坼，无扰乎阳，早卧晚起，必待日光。"古人云：阴极之至，阳气始生，日南至，日短之至，日影长之至，故曰"冬至"。冬至阳生春又来，冬至时节，也是小儿健康调养的关键时机。小儿养生宜"冬令进补"。

"春夏养阳，秋冬养阴。"顺应冬季阴寒气候，孩子也适宜养阴，秋冬是"封藏"的季节。俗话说"春养肝，夏养心，秋养肺，冬养肾"，冬天是养肾的好时机。民间素有"冬天进补，开春打虎"的说法，流行冬令进补。冬令进补时，要给肠胃一个适应的过程，最好先打底子，调理脾胃。对一些脾胃功能较弱的孩子来说，盲目进补无疑是"雪上加霜"。"龙眼枸杞粥"就是非常适宜小儿服用的进补佳品。

枸杞常被称为"东方神果"，是上乘的滋补药，明代李时珍《本草纲目》中对枸杞的养生保健功效进行了详细的论述："春采枸杞叶，名天精草；夏采花，名长生草；秋采子，名枸杞子；冬采根，名地骨皮。枸杞使气可充，血可补，阳可生，阴可长，火可降，风可祛，有十全之妙用焉。"并记载："久服坚筋骨，轻身不老，耐寒暑，补精气不足，养颜，肌肤变白，明目安神，令人长寿。"枸杞子有补肾、滋阴、养肝、明目、益气等功效，适用于肾亏遗精、腰膝酸软、头晕目眩、两眼昏花等症。对于用枸杞配药来说也一样，不同时节食用枸杞，配合不同的药材，亦有佳效。如春天配黄芪，助阳气生发春天万物复苏；夏天配菊花，滋阴明目，清除肝火；秋天配川贝母、百合，滋阴润肺，养阴生津；冬天配山药，滋补阴津。

龙眼，又称桂圆，与荔枝、香蕉、菠萝同为华南四大珍果，主产于广西、福建、广东等地。传说，桂圆因其种圆黑光泽，种脐突起呈白色，看似传说中"龙"的眼睛，所以得名。古代人把桂圆的圆溜溜的球状果实比喻成各种各样的眼睛，大个儿的桂圆叫龙眼，中等大的叫虎眼，最小的叫鬼眼，但现代人都统一叫作龙眼或桂圆。早在汉朝时期，龙眼肉就已作为药用。从龙眼的功效上来看，有南方"桂圆"北"人参"之说。《神农本草经》记载：龙眼肉有治疗"五脏邪气，安志厌食"的功效，认为它"久服强魂聪明，轻身不老，通神明"。《滇南本草》云："养血安神，长智敛汗，开胃益脾。"龙眼肉味甘性温，归心、脾经，有补益心脾、养血安神的功效。龙眼肉味甘性温，归心、脾经，适用于心脾两虚证及气血两虚证患者，尚可用于气血不足、心悸怔忡、健忘失眠、血虚萎黄等症。龙眼肉甘温滋补，入心脾两经，功善补益心脾，而且甜美可口，不滋腻，不壅气，实为补心健脾之佳品。龙眼除了作为水果鲜食外，同时还可以加工制干、制罐、煎膏，有助于补益心脾、养血安神、润肤美容，对治疗贫血、心悸、失眠、健忘、神经衰弱及病后、产后身体虚弱等症都有帮助。久病体虚或年老体衰者，常有气血不足之证，而表现为面色苍白或萎黄，倦怠乏力，心悸气促等症。

红枣自古以来就是养血补肝的佳品，《诗经》已有"八月剥枣"的记载。《礼记》云："枣栗饴蜜以甘之。"并用于菜肴制作。民间有"一日吃三枣，一辈子不显老"之说。李时珍在《本草纲目》载："枣味甘、性温，能补中益气、养血生津。"用于治疗"脾虚弱、食少便溏、气血亏虚"等疾病。诸药合用有补中益气，养血安神，滋补肝肾之效。在粥品中佐加红枣，补气养血之功倍增。

下面具体介绍"龙眼枸杞粥"。

材料：龙眼肉30克，枸杞子15克，大枣5枚，粳米100克，冰糖适量。

做法：

将龙眼去壳，枸杞子、大枣、粳米洗净（枸杞子用温水泡至回软；红枣去核；粳米用冷水浸泡半小时），然后在砂锅中加清水，先将粳米大火煮10分钟左右，随后再下入龙眼肉、枸杞子、大枣、冰糖，30分钟后煮成稀粥即可食用。

功效：益心脾，补肝肾。

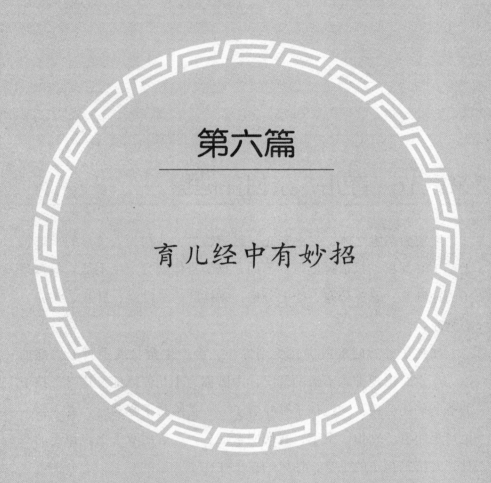

第六篇

育儿经中有妙招

第一节　育儿，亲创保健操

　　婴童为柔嫩之体，气血未充，脏腑娇柔，让初为人父母的家长每天都小心翼翼，只怕哪里呵护不周，孩子身体就会产生不适。养育孩子的原则是：忍三分寒、吃七分饱；频揉肚、少洗澡；肚暖、头凉、心胸凉。

　　如孩子外感时邪或突然受到惊吓，会产生全身或手脚等局部抽搐，严重时出现神志不清的情况，中医称为小儿惊风证。这时，孩子的爷爷奶奶会说："这孩子被吓着了。"在给孩子吃药时，老人会一边口里叫着"别怕，宝宝，我们回家啦"，一边用双手提拉孩子的双耳，并掐掐孩子的手掌，惊风的孩子往往不久后就好了，十分神奇。这种在我们今天看来很迷信的方式，其实有着医学底蕴。提拉孩子耳朵、掐孩子手掌是道家小儿按摩中的"猿猴摘桃"和"点按小天心"的手法，有助于小儿安神、定惊、退热等。具体操作：用拇指和食指或中指夹住小儿耳朵，向上提20～30次，再向下拽20～30次。小天心穴在手掌大小鱼际交接处凹陷中。此法用手指掐、揉、捣小天心。次数：揉100～150次，掐3～5次，捣5～15次。功效：镇惊安神、清热明目、利尿。主治：惊风抽搐、神昏、寐差、小儿夜啼。疗程：每天1次，3～5天为宜。

小孩为柔嫩之体，气血未坚，腑脏娇嫩易致损伤。明代张介宾在《景岳全书》中云："参芩之效殊难所施襁褓，故儿科推拿最为灵妙。"这正是道医治疗小儿病的基本理念。东晋葛洪《肘后备急方》中记有捏脊法治小儿腹痛。孙思邈在《备急千金要方》中有"小儿虽无病，早起常以膏摩囟上及手足心，甚辟风寒"的方法。

民间流传的孙真人古法小儿操，6节动作，据说是药王孙思邈传下的，简便易学。

具体操作：①小手洗一洗。手指并拢，双手对掌，然后一前一后像洗手一样搓洗，搓到发热最好；依次互捏十个手指。②手指摩脚趾。伸出小手来对准脚趾按摩；左手扶住脚，右手五指对准左脚五指向下搓。③手掌摩脚掌。左手扶住脚，右手掌对准左脚掌用力搓；右手扶住脚，左手掌对准右脚掌用力搓。孩子自己常搓脚，不得感冒不发烧。④揉脚心。小手握成小拳头，对准脚心使劲揉。《黄帝内经》云："肾出于涌泉，涌泉者足心也。"意思是说，肾经之气犹如源泉之水，来源于足下，涌出灌溉周身四肢各处。所以，涌泉穴在人体养生、防病、治病、保健等各个方面显示出它的重要作用。⑤敲脚跟。左手扶住脚，右手握拳轻轻敲打左脚脚后跟；右手扶住脚，左手握拳轻轻敲打右脚脚后跟。古人认为奇经八脉中的冲脉始于脚后跟，其上至于头，下至于足，贯穿全身；成为气血的要冲，能调节十二经气血故称"十二经脉之海"。⑥双脚摩擦。双手握住小脚丫，上下左右全搓擦，搓到发热身体好。通过刺激孩子足部，可调整机体阴阳气血、调理脏腑功能，以治疗小儿疾病。时间：孩子入睡前。疗程：以5天为1小疗程，疗程过后，停3天，再继续下1个疗程，可连续循环3～5个小疗程。

如婴童不能药饵，推拿术非药物，无痛苦，无副作用，家长给孩子做推拿按摩操，也是温馨的情感交流。我于"保赤堂"出诊时，也常传授家长简便效好的小儿保健操。

药王孙思邈言："勤摩腹部，百病消散。"还留下了促进小儿脾胃的按摩方法："儿睡时，以手按其小腹揉摩瘀积，则气血通畅，脏腑调和，百病消散、去病如神。"具体操作：让孩子平躺，家长坐在孩子一侧，坐在孩子的哪侧就用哪侧的那只手。手需自然放轻松，轻柔地放在孩子的肚子上，家长手心的劳宫穴对准孩子的肚脐，随着孩子的腹部起伏即可。孩子越小，越要轻，重在轻缓，力在意。轻缓、被动、流畅，不即不离，若即若离，随而济之。古人形容这个动作"如木浮于水"，家长们要细细体会，切不可用重力、蛮力。

要想孩子能身体健康，重在平时调节，下面我再介绍些简便易行的小儿保健操：

●小儿宣肺养生操。家长先将双掌对合，来回快速搓摩，使之发热，然后迅速推擦孩子的面颊10～15次，注意用力应轻快柔和，或推摩前先涂抹适量的爽身粉。再用食指揉孩子的迎香穴(鼻翼旁0.5寸)约1分钟，推擦胸背各3～5遍，按揉合谷穴(手背，第一、二掌骨之间，约平第二掌骨中点处)1分钟，揉外劳宫穴(握拳，中指尖下是也)100次。此法能宣肺利窍，固表通阳，可预防小儿伤风感冒、肺炎喘嗽、小儿哮喘等。一般每日操作1～2次，7天为1个疗程。操作时应注意保持室内温暖，施毕立即将孩子的衣服穿好。一般宜在清晨进行。注意饮食，不宜过食生冷油腻之物，宜清淡。

●小儿健脾益胃操。家长先嘱小儿取仰卧位，再以中指按揉孩子的中脘穴(脐上4寸)2～3分钟，摩腹2～3分钟；然后改为坐位，施搓摩胁肋3分钟；最后取俯卧位，在小儿背腰部捏脊2～3遍，重点在脾俞穴(第十一胸椎棘突下旁开1.5寸处)、胃俞穴(第十二胸椎棘突下旁开1.5寸处)等部位用力向上提拿；再按揉双侧足三里穴(髌骨下缘下3寸，胫骨前嵴外一横指处)1分钟。此法能健脾益胃，增进小儿食欲，可强身健体，促进发育。一般在空腹时施术操作，每日1～2次，7天为1个疗程。

我在"保赤堂"出诊时常和学生讲，防病重于治病。中医倡导"治未病"，强调"正气存内，邪不可干"，这是婴童乃至成人防治疾病的重要法门。上述所讲"婴童保健操"，有利于婴童健康成长。

第二节　伏九贴可防小儿咳

距今 2 000 多年的中医经典古籍《黄帝内经》云："上古之人，其知道者，法于阴阳，和于术数。"中医认为，人与自然界是一个相互统一的整体，防治疾病应顺应天气和时节变化，起到事半功倍的效果，如"子午流注、适时开穴"等理论，正是应了中医的"天人相应，四时养生"的养生原则。

入冬以后，随着气温日渐下降，又到了"三九穴位贴敷"的时节啦。"三九贴"每年冬季进行，是冬病夏治"三伏贴"的延续，与"三伏贴"合称"阴阳贴"。《黄帝内经》："春夏养阳，秋冬养阴"，"三九贴"是冬病冬防，重在养阴护阳，阴中生阳；"三伏贴"是冬病夏治，重在养阳。阴阳同调，冬夏共治，可谓相得益彰。"三九天"（冬至后的三个九天）是全年气温最低的时候，此时人体阳气敛藏，经脉气血处于半休眠状态，此时在"冬病夏治"的原则上贴敷穴位，刺激经络，起到温阳益气、健脾补肾益肺、祛风散寒、止咳平喘的疗效。"三伏贴"中三伏是指初伏、中伏、末伏的合称，是一年中夏季最炎热的时候，此时人体经脉气血充盈，将中药外敷在人体的相应穴位，通过药物的渗透吸收，可以驱散体内寒气，调整阴阳，从而改善体质。

"三伏贴敷疗法"与"三九贴"统称为"伏九贴敷疗法"。我在临证中，也常推荐"伏九贴"，有助于小儿体内阳气的升发，增强小儿体质和御邪能力，以达"正气存内，邪不可干"之旨，对于小儿肺系疾病的防与治有很好的疗效。根据中医"冬病夏治、夏病冬防、内病外治"的传统理论，俗话说："夏养三伏、冬补三九"，在特定节气，选用某些芳香走窜之性，主入肺经的中药，如白芥子、细辛等温阳通络之品，经过炮制，用药汁调匀，潜心研制出咳喘贴膏，采用中药穴位贴敷手段，使之通经走络、拔邪外出，达到治疗预防小儿咳喘病之功效。中医传统伏九贴敷防治咳喘病，突出了中医"未病先防，既病防变，病后防复"的治未病理念。中医认为小儿脏腑娇嫩，形气未充，气血未盛，经脉未定，腠理不密，卫气未固，容易导致外邪的侵袭，加上小儿寒暖不能自调，饮食不知自节，外易被六淫所侵，内易为饮食所伤。通过多年小儿"伏九贴敷治疗"临床观察，可以极大改善小儿体质，提高小儿的免疫力，预防与诊治小儿咳喘病疗效甚佳。一般人常讲："防患于未然"，治疗小儿咳喘病，亦是此理。我在"保赤堂"常讲：寒痰一日不除，咳喘一日不愈！"伏九穴位贴敷"是在中医经络学的整体观念指导下，打破哮喘抗炎治疗的局限性，副作用小，易被患儿接受。突出了治病"急则治其标，缓则治其本"的治疗思路。

常用敷贴穴位：

膻中(位于两乳头连线的中点)、天突(位于胸骨上窝中央)，以及后背的大椎(位于第七颈椎棘突下凹陷处)、肺俞(位于背部，第三胸椎棘突下左右旁开二指处)等穴。

敷药时间：

每次小儿0.5~2.5小时，贴敷时间视实际情况而定。"伏九贴敷疗法"三年为1个疗程，疗程与疗效成正比，病程较长的患者可增加疗程。

贴敷期间禁忌：

饮食宜清淡，注重饮食平和。慎用辛燥食品，以防伤阴。辛温香燥之品容易导致燥热内盛、暗耗津精，所以应慎食肉桂、花椒、大茴香、小茴香、狗肉、羊肉和桂圆、荔枝，不用碳酸饮料等。

贴敷注意事项：

"伏九贴敷"当日贴敷效果最佳。穴位贴敷后，有些孩子会出现局部皮肤红肿或起少量的水泡，此乃发泡疗法的表现，因辛香走窜之药透散伏寒所致，效果亦佳，一般不需特殊处理，严禁抓挠，可予碘伏涂于患处，预防感染；如果起泡较大，要用消毒针管将泡内液体抽出。当然，处理方法要视具体情况而定。

在穴位贴敷的同时，还可配合中药足浴、中药熏蒸、耳穴压籽以及中药汤剂等综合疗法。突出了中医"未病先防，既病防变"的"治未病"理念，从而进一步提高治疗小儿咳喘病的疗效。

如"伏九贴"配合"涌泉贴"，取涌泉贴一份，于每天睡前温水泡脚后贴敷于小儿双侧涌泉穴，可于次日晨起取下。每晚贴敷一次，20~30天为1个疗程。

原料：取吴茱萸、肉桂、五倍子、山栀子适量等份，研末调醋，敷两足心涌泉穴，外用纱布固定。

涌泉穴位于足底前三分之一的凹陷处，是人体第一大保健穴和长寿穴，在人体养生、防病、治病、保健等方面显示出它的重要作用。涌泉穴贴敷是将具有温经通阳作用的中药贴敷于小儿双侧涌泉穴，振奋阳气，使肾经阳气如泉源之水，滚滚涌出，痰饮得以温化，从而使咳喘病"夙根"得以根除。

　　我在"保赤堂"常讲，祖国医学是人类的宝藏，需要我们不断地去挖掘，汲取先人的古老智慧，灵活运用到临床。造福婴童，可谓妙哉！

第三节　小儿推拿，掌中宝

小儿推拿古称小儿按摩，是指运用特定的推拿手法在小儿体表特定的穴位或部位进行操作，用来预防和治疗疾病的一种外治疗法，是我国特有的自然疗法，历史悠久。中医千百年的临床实践证实，小儿推拿疗效显著，为小儿的健康以及中华民族的繁衍昌盛做出了巨大的贡献，被誉为"保婴神术"。

常用手法有推、揉、按、摩、运、捏、掐、分筋8种，以单手或双手在相应部位进行不同的手法操作。或泻，或补，或泻补兼用，达到去滞开结、扶正祛邪的功用。小儿推拿简单易行，适合家长在家中给孩子操作。操作时，家长必须手法稳定，找准穴位，才能收到治疗的效果。

小儿推拿，掌中宝。小儿推拿是绿色疗法，无副作用，能强壮小儿体质，尤其对体质较弱的小儿大有裨益。如果父母能坚持每天为孩子做 1 次推拿保健操，每次约10～15分钟，不但可以提高孩子的自身免疫力，增强孩子体质，促进孩子茁壮成长，从而大大降低患病率。

小儿推拿可有效预防与治疗小儿肺系疾病、小儿脾胃病和一些疑难杂病，如小儿感冒、咳嗽、发热、鼻炎、泄泻、呕吐、厌食、腹痛、疳积、便秘、夜啼、汗证等病证。

下面给大家介绍些小儿推拿的特色手法：

●益肺祛痰找肺经。位置：在无名指指面，由指尖到指根成一直线。操作：①补肺经。自无名指指尖推向无名指指面末节指纹，可补益肺气。②清肺经。自无名指指面末节指纹推向无名指指尖，可疏风解表，宣肺清热，止咳化痰，利咽。治疗：小儿发热、感冒、咳嗽、咽痛等。时间约5~15分钟。

●健脾益胃补脾经。位置：拇指桡侧，赤白肉际处，由指尖到指根成一直线。操作：①补脾经。自指尖推向指，能健脾胃，补气血。②清脾经。自指根推向指，能清热利湿，化痰止呕。③清补脾经。自指尖到指根，来回推，兼具以上两种功效。治疗：小儿腹泻、厌食、呕吐、体虚等。时间：5~15分钟。

●腹泻便秘选大肠。位置：食指桡侧缘，赤白肉际处，由指尖到指根成一直线。操作：①补大肠经。自指尖推向指根。②清大肠经。自指根推向指尖。③清补大肠经。从指尖到指根，来回推。治疗：腹泻、便秘等。时间：5~15分钟。

●益肾固本推肾经。位置：小指指面尺侧，由指尖到指根成一直线。操作：补肾经，自指根推向指尖。治疗：小儿脑瘫、哮喘、遗尿、体虚等。时间：3~5分钟。

●和胃除胀揉板门。位置：在手掌大鱼际肌平面。操作：①揉板门。用左手托住患儿之左手，用右手拇指或食指在大鱼际肌平面的中点上做揉法，称揉板门。②板门推向横纹。以右手拇指桡侧自拇指根推向腕横纹，称板门推向横纹。③横纹推向板门。以右手拇指桡侧自腕横纹推向拇指根，称横纹推向板门。治疗：小儿食欲不振、乳食内伤、呕吐、腹胀等。次数：推、揉各50～100次。

●镇惊安神小天心。位置：在掌根，大小鱼际交接之凹陷中。操作：①揉小天心。以拇指或中指端揉之，称揉小天心。②捣小天心。以中指尖或屈曲的指尖关节捣。治疗：小儿夜啼、口舌生疮。次数：揉100～150次；掐、捣各5～15次。

●宽胸理气内八卦。位置：以小儿掌中心为圆心，画一圆圈。操作：①顺运内八卦。用拇指面顺时针方向运内八卦。②逆运内八卦。用拇指面逆时针方向运内八卦。治疗：咳嗽、胸闷、气喘等。次数：运100～200次；掐运7～14次；揉100～200次。

●退热平喘二扇门。位置：在手背中指本节两旁凹陷中。操作：①揉二扇门。用两拇指端或食中指端揉之。②掐二扇门。以两拇指甲掐之，继以揉之。治疗：小儿伤风感冒、发热无汗、痰喘气粗。次数：揉100～200次；掐3～5次。

●清热解表天河水。位置：在前臂内侧正中，自腕横纹至肘横纹成一直线。操作：清天河水。用食中二指指腹，从腕横纹起，推至肘横纹称清天河水。治疗：外感发热、虚热烦躁、口渴、弄舌、口舌生疮、咳嗽等。次数：100～200次。

注意事项：①小儿皮肤娇嫩，小儿推拿时切勿抓破小儿皮肤。家庭推拿一般可使用按摩油或爽身粉等作为介质，以防推拿时皮肤破损。②做小儿推拿时，应选择避风、避强光、噪音小的地方；室内应保持清静、整洁，空气清新、温度适宜。做小儿推拿后，应注意避风，忌食生冷。③做小儿推拿时，家长要保持双手清洁，摘去戒指、手镯等饰物。指甲要常修剪，刚剪过的指甲，一定要用指甲锉锉平。以免伤到孩子皮肤。④冬季推拿时双手宜暖。小儿过饥或过饱，均不利于小儿推拿疗效的发挥。⑤在小儿哭闹之时，要先安抚好小儿的情绪，再进行小儿推拿。小儿推拿手法的操作顺序：一般先头面，次上肢，再胸腹腰背，最后是下肢；也可先重点，后一般；或先主穴，后配穴。"拿、掐、捏、捣"等强刺激手法，除急救以外，一般放在最后操作，以免小儿哭闹不安，影响治疗的进行。每次给孩子做小儿推拿最好只针对一种疾病，如果保健和治疗目的太多、推拿的穴位太杂，会影响最终效果。

小儿推拿手法的基本要求是："持久、有力、均匀、柔和、深透"，还需"轻快柔和、平稳着实"。施行推拿时，要注意小儿的体位姿势，原则上以小儿舒适为宜，并能消除其恐惧感，同时还要便于操作。一般情况下，小儿推拿一次总的时间为10~20分钟。但是由于小儿年龄和病情的不同，在推拿次数和时间上也有一定的差别。如年龄大、病情重，则推拿次数多，时间相对长。反之，次数少，时间短。一般每日1次，重症每日2～3次。需长时间治疗的慢性病7～15天为1个疗程。1个疗程结束后，可休息数日，然后进行下一个疗程的治疗。如针对不同的系统，可以进行每日1次或隔日1次的规律性推拿。

第四节   拔罐拔走哮喘根

提起哮喘，大家似乎都略有了解，有过切身经历或体会的人更是闻哮喘色变。有哮喘病儿的家庭，都知道孩子哮喘发作时的状态，喉咙作响发出吱吱的声音，严重者伴有呼吸急促费力，通俗一点讲就是因气脉失调，造成的连躬带喘的一种疾病。气道变化是该病的主要表现，哮喘小儿的气道反应性明显高于正常儿童，很容易出现过敏反应，随后气道变窄就会发生上述表现，这也是哮喘小儿特殊异常的体质因素造成的。

根据全国儿童哮喘的研究结果显示，儿童哮喘发病率从10年前的0.35%上升到目前的1.16%，而导致发病率明显升高的因素，除自然条件外，生活条件的改善，周围环境的变化，尤其是药物使用的更新，均给哮喘的发病带来变应性因素。

哮喘病具有反复发作的特点，通俗地讲就如同地里长的韭菜一样，割了一茬又长出一茬。针对此种现象，不少人问及哮喘有没有根，能不能去根。其实，大家所讲的根就是病因所在，乃致病之源，而哮喘病见的哮、咳、喘、痰这些证候也是从哮喘之根发出来的。但在哮喘的治疗上，大多急于消除哮喘的痛苦症状而治标，待急性症状缓解后，又常常忽略继续治本去根。关于哮喘这个根，众说纷纭，据文献所记此与先天不足、后天失养、肾虚、脾伤、肺弱，以及痰、气、血等失调有关。我之主张乃肾虚和伏痰为哮喘之根，并经临床疗效证实，具有现实意义。关于中医治疗小儿哮喘，除了口服中药以外，还常配合一些外用绿色疗法，拔罐就是其中一种，因其有简、便、廉、效的特点，深受家长和基层医生的喜爱。下面就为大家介绍一下小儿哮喘的拔罐治疗。

小儿哮喘多采用走罐和留罐相结合的方法。走罐，是在拔罐前，先在所拔部位的皮肤或罐口上，涂上一层润滑油如凡士林、猪油等作为介质，再以闪火法将罐吸拔于所选部位的皮肤上并隔绝空气，然后，医者以右手握住罐子，用左手扶住并拉紧皮肤，再向上、向下、向左、向右推移，适用于一些青少年。对于小儿，一般皮肤较薄嫩，可采用适当大小的火罐，单手滑动即可。采用走罐的方法，可使火罐最大面积地与人体接触，通过罐内负压，使局部的浅层组织发生被动充血，局部血管扩张，通过经络传导的作用，加快病变部位的血液循环，从而改善皮肤的血液供应，增强皮肤深层细胞的活力，增强血管壁的通透性及血细胞吞噬能力，使局部温度升高，同时增强局部耐受性及机体的抵抗力，而且走罐可减少火罐使用的数量，从而减轻患儿的恐惧心理。

留罐，指将罐吸拔在应拔部位后留置一段时间的拔罐法。小儿留置时间不宜太长，一般为3~5分钟，对特定部位的留罐可进一步加强经络刺激、传导作用，并能提高免疫力，促使疾病好转。用中医的话来讲，拔罐能起到通利经络、调和气血、平衡阴阳、祛病健身的目的。一般6个月以上的小儿均可运用此法。前面这些是让大家对拔罐有个简单的了解，具体如何操作治疗哮喘且看下文：

1.取穴及部位

背部自第1~12胸椎两侧，足太阳膀胱经背部第一侧线上。

（1）穴位：大椎（防治哮喘病特定的穴位）、身柱、大杼、风门、肺俞、膈俞、膏肓。

（2）部位：颈部、脊柱两侧、肩胛上区。

2.操作方法

（1）器具准备：选择大、中、小不同型号的火罐，医用凡士林、火柴、棉球、酒精、镊子。

（2）患儿姿势：室内温度适宜，无过堂风，给患儿脱下外衣，让其俯卧位，并将枕头垫于胸部，两手置于枕前，使肩胛骨自然放松（婴幼儿可由家长抱着），裸露平坦之背部。

（3）操作区皮肤准备：清洁皮肤后，在患儿背部沿脊柱两侧均匀涂抹适量凡士林油膏。

（4）闪火法拔罐：取相应型号的火罐，用闪火法将两只火罐分别吸在脊柱两侧，医者以右手握住火罐，左手逆着火罐走向拉紧皮肤，沿脊椎两侧由内至外，由上向下往返移动，至所拔部位的皮肤红润、充血时，将火罐吸定在两侧肺俞穴。

（5）游走罐：火罐吸定后，每隔3~5分钟，将火罐按上下左右方向，以每秒钟3~5厘米的速度移动。对吸得深的火罐不宜移动，可在周边加用火罐，以期达到更好的效果。

（6）定罐：另取两只火罐按以上方法将火罐吸定，走罐后，最后将火罐吸定在哮鸣音、啰音明显处或吸定于两侧膈俞穴。

（7）起罐：用手指按住火罐边缘的皮肤，另一手拿着火罐慢慢使空气进入罐内，火罐自然脱落，不可硬拉强搬或旋转。

（8）疗程：每日或隔日1次，一般3～7次为1个疗程；亦可在急性期每日1次，缓解期隔日1次；视患儿病情和耐受程度灵活掌握。

拔罐有一些注意事项和禁忌证如下：

1. 火罐治疗注意事项

（1）在拔罐过程中，动作要稳、快、轻、准，使罐拔得紧而又不过；当罐的数目较多时，要注意罐间距离不宜太近，以免罐具牵拉皮肤产生疼痛或罐具相互挤压而脱落、碎裂误伤孩子。

（2）留罐期间，应经常注意观察患儿的反应及罐内的变化；若患儿出现头晕、面色苍白、恶心呕吐、肢凉、冷汗等晕罐表现，应立即起罐让患儿平卧，保暖，饮温开水或糖水，重者可刺人中、内关、足三里等穴。

（3）运用闪火法拔火罐操作时，应注意将酒精棉球内的酒精挤干；点火时，应离开患儿身体，避免灼伤患儿皮肤。

（4）起罐后对局部瘀血现象（即紫红色）一般不必做特殊处理，3~5天可自行消退，此期间不宜吹风、洗澡；出现烫伤，小水疱可不必处理，任其自然吸收；如水疱较大或皮肤有破损，应先用消毒毫针刺破水疱，放出水液，或用注射器抽出水液，然后涂以龙胆紫，并以纱布包敷，保护创口。

（5）在进行火罐治疗前，应做好充分的宣教工作，使患儿消除恐惧感，主动配合做好治疗。

2. 禁忌证

（1）高热抽搐，急性软组织损伤，外伤者。

（2）有局部皮肤破溃、皮疹、高度过敏、皮肤传染病者。

（3）形体消瘦，皮肤失去弹性而松弛者。

（4）病情严重，重度水肿、心衰、呼衰、肾衰者。

（5）有出血倾向疾病，如血小板减少、紫癜、白血病等患者。

（6）在体表大血管的部位，不宜拔罐。

当然拔火罐不像针灸那样对穴位定位要求十分准确，主要是点、线、面结合的问题，通过中医的寒、热、虚、实辨证，选择一些经络所过或经气聚集的部位。建议家有哮喘的小儿，在药物治疗的同时，不妨试试传统中医的绿色疗法，加强对哮喘的去根治疗。

第五节　速效刮痧退高热

　　"刮痧"作为中医传统的外治疗法，发展到今天已被越来越多的人熟知，尤其是那些见证过它神奇疗效的人，更是对其情有独钟。刮痧是依据中医经络腧穴理论，采用特制的刮痧器具（如水牛角、铜钱、瓷碗、瓷汤匙、木梳背等边缘比较圆滑的器具）配合相应的手法，蘸取一定的介质（如水剂、植物油、刮痧油等），在人体皮肤表面进行反复刮动和摩擦，使皮肤局部出现红色粟粒状，或暗红色出血点等"出痧"变化，对人体具有活血化瘀、调整阴阳或舒筋通络、排除毒素等作用。

　　我们知道人体有十二条经脉，分属相应的脏腑，有些人认为中医讲的经脉经络系统看不见、摸不着就不科学，其实举个日常生活中最简单的例子就能帮助大家理解，比如我们用的移动电话、鼠标、遥控器等，虽然没有固定的线路连接，但只要按动相应的操作按钮就会达到预想的效果，中医的经络系统又何尝不是这样呢。刮痧的施术部位在人体的体表，隶属于经络系统中的皮部，是十二经脉在体表的分区，它同经脉和络脉的不同之处在于后两者分别呈线状和网状分布，治疗多注重选穴，采用点、按、针刺的手法，而皮部则是"面"来划分，治疗所选范围也较大，通过刺激相应脏腑经络的体表反应区来达到治疗的目的。因操作简便、成本低廉、起效迅速，又可减少药物的应用，在临床中得到广泛的推广使用，是既可保健又可治疗的一种绿色疗法。

缘何谈起刮痧，这就不得不提到小儿常见的急症——发热，有孩子的家庭基本都经历过孩子高烧，小脸热得通红，气促鼻煽，精神状态不佳，吃了退热药，用了物理降温方式也不见出汗，烧就是退不下去，住的地方离医院远，附近又没有诊所，急得家长像热锅上的蚂蚁一样，手足无措，特别是当家里的孩子处于5岁以下，神经系统发育还不完善，当体温过高且未能得到及时有效的降温治疗，超过了体温调节中枢的可控范围，孩子就会出现热性惊厥，中医也称其为"急惊风"，表现为昏迷抽搐、意识丧失、牙关紧闭、角弓反张等"烧抽"的表现。那么，中医有没有临时救急又简便易行的方法用来缓解小儿的高热呢？刮痧不失为上选之策。

小儿发热用刮痧效果尤为明显，具体多大的小儿能施行刮痧术没有绝对的定论，只要能耐受即可。但在刮痧之前，先要做好以下准备工作：第一，器具和润滑剂的选择。最好选用水牛角所制的刮痧板为器具，因其对人体肌表无毒性刺激和化学不良反应，而且水牛角本身就是一种中药，具有清热凉血、定惊解毒和润养之功效，一举两得，若无特殊准备的情况下亦可选用瓷碗、瓷汤匙、木梳背等边缘比较圆滑的器具。第二，刮痧介质的选用。刮痧之前，为了防止划破皮肤，需要在皮肤表面涂一层润滑剂，在家中可选用香油、色拉油等无特殊刺激的油脂类，但由于小儿皮肤娇嫩，容易出现过敏反应，正规医疗机构多选取医用凡士林作为润滑介质。第三，患儿准备。小儿刮痧需要脱去外衣，暴露刮痧部位，因此对于施行刮痧术的房间温度要控制在28℃左右，同时门窗紧闭，不能有过堂风，以免孩子刮痧哭闹出汗后又被风邪所侵，进一步加重病情。第四，协助人员准备。一般多为孩子的家长，因刮痧存在一定的疼痛，多数患儿会哭闹难以配合，这时就需要家长从旁协助固定患儿，方便施术者顺利操作，需强调固定患儿的手法不可过于强暴，以防造成孩子的肢体损伤。

上述准备妥当就可以进行刮痧。具体操作有以下几步：

（1）要让孩子取舒适体位，尽量暴露施术部位，并用温水洗净局部。用刮痧板蘸取适量凡士林在刮痧部位均匀涂抹，并在需要刮痧的部位单向重复地刮，用力宜均匀柔和，顺序一般是由上而下，或由身体中间刮向两侧，或每次都由内向外，不得来回刮动。每处需刮20下左右，直到皮肤出现深红色斑条痧点为止。

（2）因孩子皮肤较嫩，刮痧部位通常选取小儿胸部、肩背部、颈部两侧等面积较大的皮肤。胸部从正中线任脉天突穴到膻中穴，用刮板角部自上向下刮拭，两侧以身体前正中线任脉为界，分别向左右（先左后右）用刮板整个边缘由内向外沿肋骨走向刮拭，注意隔过乳头部位。背部也是由上向下刮拭，一般先刮后背正中线的督脉，再刮两侧的膀胱经和夹脊穴。肩部应从颈部分别向两侧肩峰处刮拭。颈部刮痧先从颈部正中上的风府穴向下刮至大椎穴下，再从双侧的风池穴刮至肩井穴。多数患儿发热为上呼吸道感染所致，根据病情需要，可用食指和中指适当用力弯曲夹持颈前正中部分皮肤并施以揪法，反复6~10次，至揪出紫红色痧点为好。

（3）以上关于小儿高热刮痧的方法简便易行，适合在家中操作，刮拭出痧后再给饮温开水或生姜汁糖水以及时补充液体，促进发汗解表。另外，刮痧出汗后需要及时穿好衣服，避免风寒，3天内暂不宜洗澡和洗头。

（4）刮痧也有禁忌，有如下情况者不建议行刮痧术：刮痧部位皮肤有破损或感染，特殊部位如囟门未闭合处禁止刮痧，还有就是呼吸循环出现障碍的小儿也不宜刮痧。

以上介绍了小儿高热在家中可施行的简便刮痧方法，如今，多种小儿疾病可以通过刮痧治疗，绿色可行，无不良反应，尤其是感冒发热、中暑、咽喉肿痛、便秘、营养不良、食欲不振、生长发育迟缓等常见病，如对之有兴趣的家长不妨深入研究，只不过操作前家长需做好心理准备，切莫因为心疼孩子或对出痧恐惧而半途而废！

第六节　孩子捏脊好处多

随着中医药儿科事业的蓬勃发展，越来越多的家长们领略到了中医药的神奇之处，选择信赖中医中药疗法给孩子治病和调理身体，成了中医的铁杆粉丝，但也有不少家长对中医治病的认识仅局限地停留在望闻问切、开方抓药，实则不然。中医治病大体上分内治法和外治法两大类，内治法大家多有所了解，基本上以中医辨证口服中药汤剂或中成药制剂为主，而外治法包括的种类繁多，如针灸、推拿、刮痧、拔罐、穴位贴敷等等。正所谓条条大路通罗马，中医治疗方法多种多样，历经数千年流传至今，其好处就在于可以根据不同的疾病、不同的体质、不同的人群选择适宜的治疗方法，最终达到治愈疾病、调理身体的目的。

这一节我要和大家分享的内容，即中医儿科外治法中的小儿捏脊疗法。对于捏脊疗法我是极为推崇的，它是一种小儿常用的传统保健疗法，其别名又叫"捏积"，晋代葛洪在《肘后方·治卒腹痛方》中对此疗法的操作进行阐述："拈取其脊骨皮，深取痛引之，从龟尾至顶乃止，未愈更为之。"捏脊是中医小儿外治推拿术中的一种，就是用手指连续捏拿捻动脊柱及两侧背部的肌肤数次，并以适当的力度迅速向上提，始于尾骶部终到枕项部，民间又俗称其为"蚂蚁上树"或"撑皮儿"，家中若有上了年纪的老人，对此外治法应该不陌生，当孩子出现食欲不振、消化不良、腹泻、夜卧不宁、感冒、发烧、遗尿、多汗及生长发育迟缓等表现时，不妨考虑用此疗法进行辅助治疗，能起到一定的效果。常在家里给孩子捏捏脊，不仅能预防多种疾病，还可以强身健体，促进生长发育，孩子的体质增强了，不易生病，自然就减少了打针、吃药带来的副作用，家长也更放心。如此简便易行、一举三得的绿色疗法，作为父母应当有所掌握。

为什么一个小小的捏脊会有如此多的治疗作用，你若对人体的阴阳、脏腑、经络稍加了解，就知其机理。人体背为阳，腹为阴，背部的正中为督脉，总督一身之阳气；督脉的两侧为华佗夹脊穴，这些穴位与人体躯干部的脏腑相对应；华佗夹脊穴的两侧是足太阳膀胱经，在向外两侧又为足太阳经筋的循行路线。通过捏脊疗法作用于这几条线，能疏通经络，振奋人体之阳气，达到调整脏腑、促进气血运行的目的。

捏脊也有很多流派的不同，但大致的操作及核心要领是相同的，作为非专业操作人士的父母，掌握最基本的手法足矣。大致可分为两种：一为三指捏法，即用拇指桡侧缘顶住皮肤在后，食指和中指压按皮肤在前，虎口竖立向前，其余手指成半握拳状，三指同时用力提拿肌肤，双手交替捻动向前推行。二为两指捏法，即食指屈曲，用其中节桡侧缘在后顶住皮肤，拇指在前下按，两指同时用力提拿肌肤，双手交替捻动向前推行。

具体操作要领：

（1）在适宜温度房间内充分暴露小儿背部，并使小儿俯卧于床上，背部保持平直，家长可以先按揉舒缓小儿背部肌肉，使其放松。

（2）先用一手拇指顺时针方向按揉小儿尾骶部的长强穴（也就是老百姓所说的"尾巴根儿"）一分钟左右，然后采用上述所讲的三指或两指捏法的任意一种，从孩子的尾骶部向上捏拿皮肤，然后同时向前交替捻动，边推边捏边放，一直推到大椎穴，为捏脊一遍。此过程中需注意拿捏的皮肤不宜过多，多则不易向前捻动；也不宜过少，少则疼痛感明显，容易滑落，且拿捏时不要拧转皮肤。

（3）按上述方法捏脊三遍后，第四遍开始，每捏三下，需将背部皮肤向上提一次，这叫"捏三提一"法。如此再循环捏脊3次即可。

（4）最后手指并拢屈曲，掌心向下，叩打背部的捏脊部位，并进行揉按，再用两拇指分别自上而下揉按脊柱两侧3~5次。

（5）还有的人建议有上呼吸道感染的孩子，出现发热、咽痛等症，可以进行倒捏脊法，即操作手法不变，顺序从大椎穴推到长强穴，可以起到降火、退热、利咽的作用。

那么捏脊效果到底有多神气，口说无凭，实践才能出真知，起效迅速的就是厌食、夜卧不宁和发热的孩子。一般厌食症的孩子上午捏完，下午就可以主动进食了；夜卧不宁的孩子，睡前适当捏脊就可以睡个好觉；发热无汗出的小儿，捏脊之后往往可以汗出热退，暂时起到控制体温的作用。但也有一些见效慢的病证，往往需要捏几个疗程（1个疗程为7天）才能见效，所以家长除了要对小儿捏脊有信心外，更重要的是坚持操作。

听我说了这么多，用当下时髦的话讲，家长们还不赶紧收藏，并试着学习操作，如此能增强孩子自身体质，减少生病的绿色外用疗法，一定能让更多的家长接受并认可，让我们一起为孩子的健康成长保驾护航。

第七节　小妙方，大健康

　　前面几篇文章所谈皆以外治法为多，而外治法作为中医治病的特色疗法有着悠久的历史，更是早于内治法的出现。试想最初的人类，文明程度尚未开化，对于外伤、接生等首要而自然的就是选用外治法处置。而内服用药相对风险多，经神农尝百草，始有本草问世。

　　为了推行小儿外治法，全国中医儿科学会于1990年在南京召开第5次会议，会议以小儿外治法为交流主题。有意义的是我国第一家《中医外治杂志》于1992年创刊，我应邀为刊题词"殊病同源"，并于1995年被该刊聘为学术顾问。此前，在全国中医儿科外治学术研讨会上，大会报告五倍子散敷脐治疗小儿汗证500例，临床疗效显著，有效率达93.6%，可见中医外治法疗效可观。故相继仿效古今验方而立，又经多年临床实践，取得下列诸验：

　　（1）五倍子散治疗汗证。取五倍子散5克，醋调，敷脐，夜用晨取。连用8天，休药8天，再用8天，止汗效果良好。

　　（2）郁金治疗久汗。取郁金散10克，醋调，分2份，敷涌泉穴，一天1次，连用8天，休药8天，再用8天，同样有效。

（3）吴茱萸粉治疗口疮。吴茱萸粉5克，醋调，敷涌泉穴双侧各5克，一天1次，连用7天，有效。

（4）肉桂1.5克，小茴香1.5克，水调敷脐，一天1次，用3天，休3天，再用3天，小儿遗尿时久者宜用。

（5）花椒泡酒治秃发。花椒50克，白酒250毫升，浸泡7天，用浸泡液涂擦局部，一天3次，连用2周有效。

（6）蛋黄油治湿疹。将鸡蛋煮熟，用其蛋黄放勺内小火加热至出油为止，用棉花涂油于患处，一日3次，有效。

（7）土豆泥治痄腮。土豆适量磨成泥状，外敷患处，一日2次，连用3天，有效。

（8）黄连粉治口腔溃疡。将黄连粉少许直接涂于口腔疮面，一日3次，有效。

（9）胡黄连、吴茱萸粉各半混合，醋调分2份，敷于足心，一天1次，治流涎有效。

（10）薏苡仁治疣。薏苡仁粉适量水调，敷疣上，一天1次（夜用），10天1个疗程。

（11）萹蓄治痔痒。萹蓄50克，煎水，洗肛，一天3次，治肛痔作痒，连用5天。

（12）地肤子治荨麻疹、止痒。地肤子50克，水煎取汁，擦局部，一天3次。

（13）茵陈蒿漱口，治日久口腔溃疡。茵陈蒿50克，煎液，漱口，一天3次，饮入无碍。

（14）干姜、吴茱萸治顽泻。二药各10克，为面，分3次，水调敷脐，夜敷晨取，3天1个疗程。

（15）肉桂、麻黄、益智仁各3克，共为细末儿，用其3克，醋调敷脐，治遗尿，一天1次，连用7天。

（16）吴茱萸治流涎。取粉5克，醋调敷脐，一天1次（夜用晨取），连用7天。

（17）小茴香、葱白治腹胀。小茴香3克，葱白1节，共捣敷脐，一天3次、每次2小时，或夜敷晨取、连用3天。

（18）花椒蛋醋治神经性皮炎。鸡蛋1枚，花椒30克，食用醋500毫升，共泡7天去汁，搅匀，涂局部，一天3次。

（19）木香、小茴香、青皮各10克，研末儿，每取5克醋调敷脐，一天1次，夜敷晨取，治肠痉挛，7天1个疗程。

（20）山楂9克，白术、陈皮各6克，共末儿，醋调敷脐，一天1次，夜敷晨取，连用7天，治疗厌食。

（21）侧柏叶治斑秃。侧柏叶100克，于60%酒精500毫升中浸泡7天，去渣取液擦于患处，一天3次，有效。

（22）王不留行止喘。将王不留行籽压定喘穴（耳），一天3次，对肺炎、哮喘有止喘作用。

（23）白芥子除痰。取白芥子50克，面粉50克，炒黄，水调，敷背部肺俞穴周围，夜敷晨取，连用3天，对于哮喘、肺炎、气管炎痰盛者有效。

（24）柏子仁10克，将粉敷脐，包好，或伤湿膏固定，一天1次，5天1个疗程，治失眠。

诸如上品皆习用之方，凡内服之剂均可外用，内服外用途有别，归脏入腑则效同。外敷之剂经穴入里，随气血而达病所，调理阴阳而求病愈。内服外治同用和交叉选方用药，需注意药量适中而止。